Carl-Auer-Systeme Verlag

Die andere Seite der Gesundheit

Fritz B. Simon

Ansätze einer systemischen
Krankheits- und Therapietheorie

2. Auflage, 2001

Über alle Rechte der deutschen Ausgabe verfügt Carl-Auer-Systeme
Verlag und Verlagsbuchhandlung GmbH; Heidelberg
Fotomechanische Wiedergabe nur mit Genehmigung des Verlages
DTP und Grafik: Dipl.-Grafik-Designerin Melonie Drißner
Umschlag: WSP Design, Heidelberg
Printed in the Netherlands 2001
Druck und Bindung: Koninklijke Wöhrmann B. V., Zutphen

Zweite Auflage, 2001
ISBN 3-89670-194-0

Die Deutsche Bibliothek – CIP-Einheitsaufnahme

Ein Titelsatz für diese Publikation ist bei
Der Deutschen Bibliothek erhältlich.

Inhalt

Danksagung

Da alle wichtigen Gedanken wahrscheinlich schon einmal gedacht, die meisten sogar schon einmal publiziert worden sind, gilt meine vorauseilende Entschuldigung all den Kollegen und Autoren, die ich nicht zitiert habe, weil ich ihre Werke in meiner Ignoranz entweder nicht gelesen habe oder mir nicht bewußt bin, wie sehr sie mich beeinflußt haben.

Mein spezieller Dank gilt Arnold Retzer und Helm Stierlin, die das Manuskript gelesen, mich ermutigt und durch Verbesserungsvorschläge unterstützt haben. Dennoch gehen selbstverständlich alle Fehler zu meinen Lasten.

1. Einleitung

Es gibt wohl kaum ein Thema, über das so viel und gerne gesprochen wird, wie über Krankheit und Gesundheit. Jeder scheint zu wissen, was damit gemeint ist, und jeder scheint betroffen und interessiert. Will man einem Mitmenschen etwas Nettes sagen, so wünscht man ihm Gesundheit. Sie ist ein Wert, der, anders als Geld und Erfolg, über jeden Zweifel und jede Relativierung erhaben scheint. Sie wird als ein Gut geschätzt, das, unabhängig von den aktuellen historischen und gesellschaftlichen Bedingungen, erstrebenswert ist und war. Krankheit dagegen wurde und wird so selbstverständlich als zu bekämpfendes Übel betrachtet, daß die Begriffe *krank* und *schlecht* umgangssprachlich fast austauschbar sind (jemandem wird „schlecht", er leidet unter „Übelkeit", und Tumoren werden nach ihrer „Bösartigkeit" sortiert, während Organisationen oder Ideen gelegentlich als „krank" bezeichnet werden). Offenbar ist die Unterscheidung von *krank* und *gesund* derart eng mit der Conditio humana verbunden, daß es relativ leicht erscheint, einen grundsätzlichen Konsens über ihre Bewertung zu erzielen. Doch er erweist sich als brüchig, wenn die Begriffe *krank* und *gesund* mit konkreten Inhalten gefüllt werden. Sind chronische Müdigkeit und Arbeitsunlust Symptome einer Krankheit? Wie ist es um Homosexualität oder andere sexuelle Vorlieben bestellt, Halluzinationen und Visionen, zu hohe oder zu niedrige Laborwerte, Abweichungen vom physiologisch oder anatomisch Üblichen, Verhaltensauffälligkeiten, Sprachstörungen, Liebeskummer, ungewohnte Blutdruckwerte? Ist schlichtes Unglück eine Krankheit? Hier gehen die Beschreibungen und Bewertungen der Beobachter offenbar weit auseinander, und sie variieren zeit- und kulturabhängig.

Ähnliches gilt für den Gebrauch der Begriffe Heilung und Therapie. Jeder scheint zu wissen, wovon er spricht, … bis man nachfragt. Was sind die definierenden Merkmale von Therapie? Kann man jemanden aus Versehen therapieren? Oder, sicher noch relevanter, kann man als „Heiler" – welcher Art auch immer – überhaupt heilen? Sind die Modelle und Konzepte, die zur Beschreibung und Erklärung körperlicher Gesundungsprozesse entwickelt worden sind, auf psychische oder gar soziale „Krankheiten" übertragbar? Ist Heilung etwas Geistiges oder etwas Körperliches? Und ist die Suche nach „dem Heil" gleichzusetzen mit dem Wunsch nach Gesundheit? Was ist der Unterschied zwischen religiösen Heilsversprechen und medizinischen, zwischen der Funktion von Priestern und Therapeuten? Auch hier eröffnet sich ein Raum für kontroverse, im allgemeinen stark weltanschaulich gefärbte, Diskussionen von philosophischer und politischer Brisanz.

Es gibt, wenn man es nüchtern betrachtet, keine konsensfähige wissenschaftliche Gesundheitstheorie. Auch die „Weltgesundheitsorganisation" liefert nur eine sehr fragwürdige Definition dieses werbewirksamen Begriffs, dem sie ihren programmatischen Namen verdankt, wenn sie „den Zustand völligen körperlichen, seelischen und sozialen Wohlbefindens" darunter verstanden wissen will (Brockhaus Enzyklopädie 1969, Bd. 7, S. 249).

Dies ist sicher keine Definition, deren Kriterien einigermaßen operationalisierbar und überprüfbar wären; sie klingt eher wie das Heilsversprechen einer Diesseits-orientierten Sekte oder einer politischen Partei, die früher oder später Schwierigkeiten mit einem radikalen Flügel entwickeln wird.

Folgen wir der Feststellung Wittgensteins (1971, § 33), daß der Gebrauch die Bedeutung der Worte bestimmt, so ist es eines der charakteristischen Merkmale des Diskurses im und über das Gesundheitswesen, daß er über einen höchst windig definierten Gegenstandsbereich erfolgt (was sich beispielsweise an der euphemistischen Sprachverwirrung zeigt, daß vom „Gesundheitswesen" gesprochen wird, wo es eigentlich um die Behandlung von Krankheiten geht). Dies dürfte auch einer der Hintergründe der Kostenexplosion im Gesundheitswesen sein: Gesundheit wird einerseits zum nicht hinterfragbaren Wert, ja, zum Grundrecht erhoben, doch es bleibt völlig unklar, was im Einzelfall als krank oder gesund zu bewerten ist. Wie können die Kosten für das Gesundheitssystem begrenzt werden, wenn jeder das Recht auf die beste Behandlung hat, es aber keine überprüfbaren Kriterien der Unterscheidung von notwendigen und überflüssigen therapeutischen Maßnahmen gibt.

Und wie sollte es die geben, wenn die Grenze zwischen krank und gesund verwaschen ist.

Aus dieser Situationsbeschreibung ergeben sich Thema und Programm dieses Buches: Ausgehend von einer Theorie der Beobachtung soll versucht werden, eine Krankheitstheorie zu entwickeln, aus der sich eine praxisrelevante Therapietheorie ableiten läßt. Ziel ist, die verschiedenen psychischen, organischen und sozialen Aspekte, die mit dem Gebrauch der Begriffe *Krankheit* und *Gesundheit* assoziiert sind, zu analysieren. Das zugrundegelegte Paradigma liefert die sogenannte „Kybernetik zweiter Ordnung" (von Foerster 1974), d. h. die Form der Kybernetik und Systemtheorie, welche die Beziehung und Interaktion zwischen dem Beobachter und dem von ihm beobachteten System in den Mittelpunkt der Aufmerksamkeit rückt.

Diese Beobachterzentrierung erscheint dem Thema angemessen, da „Kranke" und „Gesunde", „Patienten" und „Therapeuten" immer auch Beobachter sind, die sich oder andere, ihre eigenen oder fremde Körper sowie deren Zustände und Verhaltensweisen beschreiben. Bestimmte Phänomene werden von ihnen als krank oder gesund unterschieden und bezeichnet, es werden Erklärungsmodelle für ihre Entstehung konstruiert und, der Logik dieser Erklärungen gemäß, Maßnahmen ergriffen, welche Heilung versprechen. Will man die (Be-)Handlungsweisen von Patienten und Therapeuten verstehen, so muß man ihre Krankheits- und Gesundheitskonzepte kennen.

Doch es erscheint wenig sinnvoll, sich in der Analyse allein auf die Methoden der Beobachtung zu beschränken, da sie – aus der Perspektive des Beobachters des Beobachters gesprochen – nicht in einem geradlinig-kausalen Sinne bestimmen, was beobachtet wird. Die Phänomene, die schließlich „krank" oder „gesund" genannt werden, sind weitgehend durch die Struktur und Dynamik anderer, autonomer Systeme – organischer, psychischer oder sozialer Natur – determiniert. Insofern soll neben einer Theorie der Beobachtung ein zweites theoretisches Modell einbezogen werden: die Theorie autopoietischer Systeme. Sie kann, angesichts ihres hohen Abstraktionsgrades auf unterschiedliche materielle Gegenstandsbereiche angewandt werden.[1]

---

1 Für eine ausführliche Darstellung dieser systemischen Konzepte und ihrer Bedeutung für die Entwicklung einer klinischen Erkenntnistheorie siehe Simon (1990 und 1993).

Der Plan ist also, beim Beobachter zu beginnen und zu analysieren, nach welchen Gesetzmäßigkeiten er welche Phänomene als „krank" oder „gesund" definiert. In einem zweiten Schritt soll dann ein systemtheoretisch fundiertes Modell von Krankheit und Gesundheit entworfen werden. Zweck dieses ganzen Vorspiels ist es, eine allgemeine Therapietheorie zu formulieren, aus der Behandlungsrichtlinien, d. h. Prinzipien für die Intervention in körperliche, psychische oder soziale Systeme, ableitbar sind. In einem dritten Schritt sollen diese allgemeinen Prinzipien dann konkretisiert und auf die systemische (Familien-)Therapie angewandt werden. Es wird eine Logik der Interventionsstrategien in soziale Systeme, d. h. die Interaktions- und Kommunikationsmuster von Familien entwickkelt. Im Mittelpunkt des Interesses stehen dabei speziell Familien mit psychosomatischen, manisch-depressiven und schizophrenen Symptombildungen.

Den Abschluß bilden Überlegungen zur Wirkung von Gesundheitsutopien, die sich aus der Logik der Unterscheidung krank/gesund ergeben.

2. Der Beobachter

Die Operation des Beobachtens

Was macht ein Beobachter, wenn er beobachtet? Um unsere Überlegungen von einem einigermaßen festen Punkt aus zu beginnen, empfiehlt es sich, den Begriff der Beobachtung möglichst unmißverständlich zu definieren. Dies erscheint um so wichtiger, als unser alltäglicher Sprachgebrauch suggeriert, Beobachtung sei so etwas wie passive Informationsaufnahme – eine Vorannahme, die wenig nützlich ist.

Der Hintergrund für solch ein Verständnis von Beobachtung dürfte sein, daß unser Erleben uns dazu verführt, dabei zunächst an visuelle Wahrnehmung zu denken. Begriffe wie *Sehen, Wissen* und *Erkennen* werden häufig synonym verwendet: Man *sieht* Zusammenhänge, hat den *Durchblick*, ist *weitblickend*, und, nicht zu vergessen: „Seeing is believing." Der Blick hat eine zentrale Bedeutung bei der Konstruktion unserer subjektiven und intersubjektiven Wirklichkeit. Jemandem „etwas zeigen" heißt (auch), ihm etwas zu erklären oder ihm sonstwie Wissen zu vermitteln. Wessen Blick erst einmal auf einen Gegenstand fällt, der braucht aber, so ist unsere Alltagserfahrung, nicht mehr viel zu tun: Das Licht trifft auf seine Netzhaut, ob er will oder nicht. Er ist den Bildern ausgeliefert, und will er sich ihnen entziehen, so muß er die Augen (aktiv) schließen oder, etwa bei Interkontinentalflügen, eine Schlafmaske aufsetzen; anders kann er den Einfall von Lichtreizen nicht verhindern. Ähnliches gilt für die anderen menschlichen Sinne, bei denen die Möglichkeit, sich der passiven Wahrnehmung der Phänomene, all der Geräusche und Gerüche, des Lärms und des Gestanks zu entziehen, noch beschränkter ist (Ohrenstöpsel und Nasezuhalten sind nur provisorische Lösungen). Durch unsere sinnlichen Wahrnehmungen scheinen wir den Phänomenen unserer Umwelt passiv ausgeliefert zu sein. Wenn es stinkt, dann ist es günstiger, die Fenster zu öffnen oder den Ort des Geschehens zu verlassen, als sich selbst zu verändern (Nasenstöpsel helfen wenig). Die Änderung der Umwelt ist das Mittel der Wahl zur Vermeidung sinnlicher Wahrnehmung. All dies verführt uns dazu, Beobachtung für etwas Passives zu halten.

Doch Beobachtung in dem hier verwendeten Sinne ist nicht gleichzusetzen mit der Funktion der Sinne. In Anlehnung an die „Gesetze der Form" von George Spencer-Brown (1969)[1] soll unter Beobachten die Operation des „Unterscheidens und Bezeichnens" verstanden werden.[2] Es handelt sich dabei um die Aktivität eines Beobachters, bei der eine doppelte Unterscheidung vollzogen wird: Ein erstes *Phänomen* in einem ersten Bereich wird unterschieden („1. Unterscheidung"), und ein zweites Phänomen wird als *Zeichen* („2. Unterscheidung") *für* dieses erste Phänomen gesetzt. Beim Beobachten werden also zwei Unterscheidungen vollzogen und miteinander korreliert, wobei die eine als Zeichen für die andere fungiert. Als Beispiel sei hier der Name einer Person genannt, die zweite Unterscheidung, welcher als Zeichen für die benannte Person, die erste Unterscheidung, benutzt wird.

Wann immer ein Beobachter unterscheidet, zieht er eine Grenze, durch welche ein *Raum, Zustand* oder *Inhalt* auf der *Innen*seite der Grenze von einem *Raum, Zustand* oder *Inhalt* auf der *Außen*seite der Grenze getrennt wird; mit anderen Worten: Durch Unterscheidungen werden *Einheiten* mit einer Innen- und einer Außenseite konstruiert. Auf einer zweidimensionalen Fläche entspricht zum Beispiel ein Kreis oder Quadrat solch einer Grenzziehung, im dreidimensionalen Raum die Grenzfläche eines Körpers (Ding, Objekt) (Glanville 1988) und in der Dimension Zeit irgendeine Zeiteinheit (Simon 1990, S.152 ff.). Stets wird ein Phänomen selektiert und von seinem Kontext, seiner Umwelt, seinem Hintergrund unterschieden.

Charakteristikum des Zeichens oder der Bezeichnung ist, daß sie die *eine* Seite der Unterscheidung bezeichnet und die andere *nicht*.

---

1 Siehe auch die ausführliche Einführung in die „Gesetze der Form" bei Simon (1993, S. 52–78), und den Sammelband zum *Kalkül der Form*, herausgegeben von Dirk Baecker (1993).
2 Es handelt sich hier um eine formale Definition von Beobachten, die vor allem Niklas Luhmann propagiert (vgl. Luhmann 1990, S. 74).

Wenn wir eine Person mit einem Namen versehen, zum Beispiel „Königin Elisabeth II. von England", so bezeichnet dieser Name einen einzigen konkreten Menschen und *nicht* all die anderen Menschen und *nicht* all die anderen Phänomene in ihrer Umgebung, nicht die Hofschranzen, Prinzen oder Lady Di und auch nicht den Buckinghampalast, London, die Doppeldeckerbusse etc., die wir eventuell gleichzeitig noch wahrnehmen oder wahrnehmen könnten.

In der Terminologie Spencer-Browns ist der konkrete Mensch mit Namen „Elisabeth II." der „markierte" Raum, Zustand oder Inhalt, der von dem „unmarkierten" Raum, Zustand oder Inhalt, d. h. dem *Rest der Welt*, unterschieden und mit einem Namen gekennzeichnet wurde. Der Rest der Welt ist dabei, das machen wir uns im allgemeinen nicht bewußt, bei der Unterscheidung „Elisabeth II." ein anderer als bei der Unterscheidung Prinz Philipp, auch wenn beide möglicherweise dasselbe Wohnzimmer benutzen sollten. Zum Rest der Welt von Philipp gehört Elisabeth, und Philipp ist ein konstituierender Bestandteil der Umwelt, des Kontextes oder Hintergrunds von Elisabeth. Theoretisch könnte man den markierten Raum auch dadurch definieren, daß man angibt, was alles den Rest der Welt ausmacht; übrig bliebe dann die Definition „Elisabeth II." (praktisch ist diese Art der Ausschlußdiagnose allerdings etwas schwer durchführbar).

Jeder derartigen Beobachtung liegt eine Bewertung zugrunde, bei der ein definierendes *Merkmal der Unterscheidung* (oder eine Kombination solcher Merkmale) der einen Seite der Unterscheidung zugeschrieben wird, der anderen nicht. Bleiben wir bei unserem aristokratischen Beispiel: Die Eigenarten der Queen, ihr lieblicher Gesichtsausdruck, wenn sie bei Harrods einkauft, die stolze Haltung auf dem Pferd bei der Parade anläßlich ihres Geburtstages, ihre Haarfarbe etc. sind der Beobachtung *von außen* zugänglich. Da die Einheit „Elisabeth II." gegenüber der Umwelt vollständig abgegrenzt ist, kann von außen nur gesehen werden, was außerhalb der Grenze lokalisiert ist. Die Merkmale der Unterscheidung, die einer unterschiedenen Einheit zugeschrieben werden, sind *keine* Elemente der Einheit selbst, sondern ihres Kontextes. Diese Feststellung mag auf den ersten Blick unseren alltäglichen Denkgewohnheiten zuwiderlaufen, erweist sich bei näherer Betrachtung aber als logisch schlüssig: Wenn eine Grenze dadurch definiert ist, daß alles, was

15

innen ist, vollkommen von dem getrennt ist, was außen ist, dann kann von außen nur beobachtet werden, was außen ist. Alles, was der außenstehende Beobachter von der Ganzheit „Elisabeth II." direkt wahrnehmen kann, ist in dem Phänomenbereich außerhalb ihrer sie definierenden Grenze lokalisiert, sonst könnte der Beobachter es schlicht und einfach nicht wahrnehmen. Merkmale der Unterscheidung sind, so läßt sich allgemein feststellen, stets Elemente der Umwelt des Unterschiedenen.

Unterscheiden:
Bereich der
1. Unterscheidung

Bezeichnen:
Bereich der
2. Unterscheidung

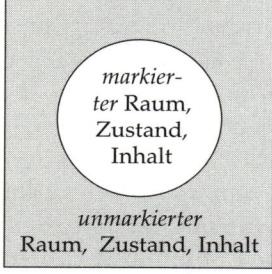

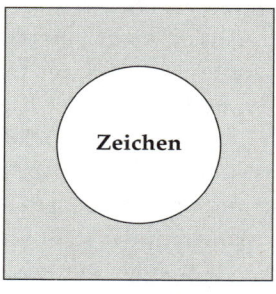

Beobachten: Unterscheiden und Bezeichnen

Abb. 1

Gemäß der hier gegebenen Definition umfaßt der Begriff Beobachtung also vieles mehr als nur sinnliche Wahrnehmung. Betrachten wir seine etymologischen Wurzeln, so zeigt sich, daß ursprünglich eine weites Spektrum kognitiver Aktivitäten (nachdenken, beachten, werten, glauben) damit bezeichnet wurde.[3] All dies impliziert aktive Konstruktionen von Realität durch den Beobachter.

Die basale Definition von Beobachten als *Unterscheiden und Bezeichnen* reicht daher nicht aus, um angemessen zu erfassen, wie aus einzelnen Zeichen komplexe Wirklichkeitskonstruktionen werden, z. B. die Konstrukte „Krankheit" und „Gesundheit" mit all ihren Implikationen.

---

3 „Obacht" läßt sich auf mhd. *ob(e)*, „wenn, wie, ob", und ahd. *ahten*, „nachdenken, beachten, werten, glauben" zurückführen (Kluge 1883, S. 517 und S. 7).

Was macht ein Beobachter mit seinen Unterscheidungen und Bezeichnungen?
Aus der Perspektive des Beobachters des Beobachters – eines „Beobachters zweiter Ordnung"[1] d. h. eines Beobachters, der sich selbst oder andere beim Beobachten beobachtet – läßt sich feststellen, daß Beobachter ihre subjektiven Wirklichkeitskonstruktionen als eine Art „innerer Landkarte"[2] verwenden, an der sie sich orientieren. Sie liefern ihnen den Deutungsrahmen für ihre Handlungen und eröffnen ihnen die Möglichkeit, zwischen verschiedenen Verhaltensalternativen *zielgerichtet* zu wählen.

Um dies tun zu können, braucht jeder Beobachter erstens einen *Bewertungs*maßstab, ob bestimmte, von ihm unterschiedene und bezeichnete Phänomene für ihn erstrebenswert oder besser zu vermeiden sind; und zweitens muß er Modellvorstellungen darüber entwickeln, nach welchen Spielregeln die Welt funktioniert und wie er sich einmischen und mitspielen kann. Er kann es nicht bei der Beschreibung von sinnlich wahrgenommenen Phänomenen belassen, sondern er muß *Erklärungen* für das Entstehen der von ihm erstrebten oder befürchteten Ereignisse konstruieren.

Wenn wir den Prozeß des Beobachtens unter funktionellen Gesichtspunkten betrachten und ihn in den Kontext seiner Überlebensfunktionen für den Beobachter, d. h. eines lebendes Systems, stellen, dann empfiehlt es sich, den Begriff des Beobachtens weiter zu differenzieren und zwischen verschiedenen Arten des Unterscheidens und Bezeichnens zu unterscheiden: zwischen *Beschreiben, Erklären* und *Bewerten*.

Unter „Beschreiben" soll die (möglichst) interpretations- und bewertungsfreie Bezeichnung von Phänomenen verstanden werden. Es ist das, was der Ethnologe Clifford Geertz (1983, S. 10 ff.) eine „dünne" Beschreibung nennen würde (im Gegensatz zu einer mit Interpretationen und Wertungen geladenen „dichten" Beschreibung). Im Idealfall handelt es sich bei einer Beschreibung in dem hier

---

1 Das ist, nur der Klarheit halber, natürlich die Perspektive, aus der hier gerade über den Beobachter gesprochen wird.
2 Niklas Luhmann (Luhmann 1993, S. 223, Anm. 54) sagt sehr nett: „Am Raum lernt man Logik." Insofern ist die Metapher der Landkarte für die subjektive Logik der Wirklichkeitskonstruktion wohl gar nicht so schlecht.

angestreben Sinn um die reine, zunächst sinnfreie (und daher für sich allein sinnlose) Datenerhebung. Solch eine Bewertungs- und Interpretationsfreiheit ist in der Alltagskommunikation so gut wie nie gegeben, und selbst im wissenschaftlichen Diskurs wird meist eine Sprache verwendet, in deren Terminologie die Darstellung von Fakten mit ihrer Erklärung und Bewertung vermischt ist. Die Begriffe tragen Konnotationen, welche die benannten Daten nur zu oft gleichzeitig beschreiben, erklären und bewerten, ohne daß dies jeweils reflektiert würde.

Als Beispiel mag hier das psychoanalytische Konzept der „Übertragung" genannt sein, in dem die Beschreibung eines Phänomens (ein Mensch zeigt ein bestimmtes Gefühls- und Handlungsmuster), eine Erklärung (er wiederholt, was er aus früheren Phasen seines Lebens kennt) und eine Bewertung (diese Reaktion ist der Situation nicht angemessen – im Alltag oder, ganz besonders wichtig, in der psychoanalytischen Behandlung) in ein und demselben Begriff erfaßt sind.

In unserer Alltagssprache haben wir es eigentlich immer mit solch einem mehr oder weniger „dichten" Sprachgebrauch zu tun. Es wäre wohl auch wenig ökonomisch, diese drei Ebenen in der täglichen Kommunikation zu trennen. Wenn wir jedoch den Prozeß des Beobachtens genauer analysieren und zur Grundlage einer Theorie der Gesundheit, Krankheit und Therapie machen wollen, empfiehlt es sich, die Beschreibung der beobachteten Phänomene klar von ihrer Erklärung zu trennen. Anderenfalls laufen wir Gefahr, uns den Blick darauf zu verstellen, daß es für bestimmte Phänomene (über deren Beschreibung wir uns möglicherweise einigen könnten) unterschiedliche Erklärungen geben kann (über die wir uns dann nicht unbedingt einig sein müssen); und daß wir selbst dann, wenn wir uns über die Erklärung einigen, nicht selbstverständlich zum Konsens über ihre Bewertung finden müssen usw.

Mit „Beschreibung" soll also stets die Ebene der Phänomene angesprochen sein. Allerdings zeigt sich hier bereits, daß die Selektion von Daten durch Bewertungen – und seien sie auch nur physiologischer Natur – gesteuert wird. Wollen wir jedoch überhaupt eine Chance zur Objektivierung irgendwelcher Aussagen (d. h. zur Herstellung eines interpersonellen Konsens) über die Welt eröffnen, so bietet der Bezug auf bewußt erstellte, möglichst „dünne" Beschreibungen die besten Möglichkeiten.

Mit „Erklärung" soll die Modellierung eines Mechanismus gemeint sein, der das beschriebene Phänomen produziert bzw. produzieren könnte (Maturana 1978, S. 238). Meist handelt es sich dabei um die Anwendung eines Erklärungsprinzips, das die Logik der Verknüpfung zweier oder mehrerer beschriebener Phänomene suggeriert. Das führt dann dazu, daß der Beobachter – sei es der Wissenschaftler oder der Durchschnittsbürger – beruhigt wird, sich mit Antworten zufrieden gibt und (erst einmal) keine weiteren Fragen stellt.[3] Solche Erklärungsprinzipien sagen daher nicht immer sehr viel über die beschriebenen Phänomene aus, sondern nur, daß ein sozialer Einigungsprozeß stattgefunden hat, eine bestimmte Erklärung allgemein als gültig und verbindlich (d. h. hinreichend beruhigend) zu akzeptieren. Gregory Bateson illustriert dies in seinem Metalog „Was ist ein Instinkt?" – einem fiktiven Gespräch mit seiner Tochter:

„*Tochter:* Pappi, was ist ein Instinkt?
Vater: Ein Instinkt, meine Liebe, ist ein Erklärungsprinzip.
Tochter: Aber was erklärt es?
Vater: Alles – fast alles überhaupt. Alles, was man damit erklären will.
Tochter: Sei nicht albern. Es erklärt doch nicht die Schwerkraft.
Vater: Nein. Aber nur deshalb, weil niemand will, daß „Instinkt" die Schwerkraft erklärt. Wollte man es, dann würde er auch das erklären. Wir könnten einfach sagen, daß der Mond einen Instinkt hat, dessen Stärke sich umgekehrt proportional zum Quadrat der Entfernung verändert ..." (Bateson 1969, S. 73).

Derartige Erklärungen verbinden mehrere Beschreibungen von „Ereignissen" (E_1, E_2, E_3, ... E_n) und unterlegen ihnen eine Gesetzmäßigkeit (das Erklärungsprinzip), aus der scheinbar zwangsläufig die Verknüpfung einer Reihe von Phänomenen – meist „Ursache" genannt – mit einem anderen Phänomen (E_x) – der sogenannten „Wirkung" – folgt (Hempel 1942). Solche Erklärungen sind dem Test der Praxis ausgeliefert. Sie müssen sich in der alltäglichen Anwendung bewähren und sich als „passend" bestätigen (Glaserfeld 1981). Sie

---

3 Humberto Maturana nennt deshalb Erklärungen schön anschaulich „pacifyer" (Schnuller) (pers. Mitteilung).

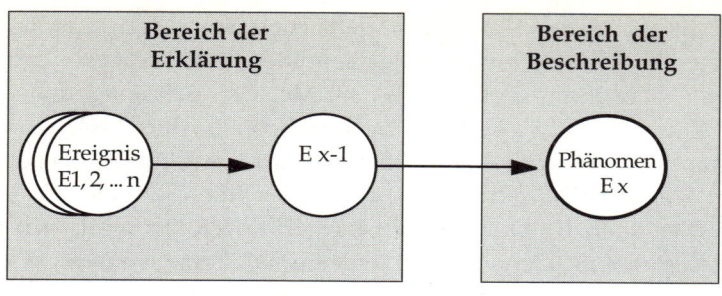

Beschreiben und Erklären

Abb. 2

können empirisch zwar falsifiziert werden, ihr Wahrheitsgehalt ist jedoch nicht zu beweisen (Popper 1963). Die beschriebenen Phänomene sind theoretisch stets für alternative Erklärungen, d. h. die Konstruktion anderer Mechanismen, offen, mit deren Hilfe man das gleiche phänomenale Resultat erzielen könnte.

Der dritte Aspekt des Beobachtens, der hier gesondert betrachtet werden soll, das „Bewerten", ist wahrscheinlich am einfachsten nachzuvollziehen. Alle Phänomene, mit denen ein Beobachter konfrontiert wird, lassen sich von ihm gemäß sehr unterschiedlicher Kriterien bewerten: moralisch, politisch, ökonomisch, ästhetisch, usw., nach allen denkbaren Qualitätsstandards. Solche Werte leiten die individuelle und soziale Selektion des Verhaltens. Welche das sind, muß im konkreten Einzelfall reflektiert werden.

Die Relevanz dieser drei Beobachtungsdimensionen wird deutlich, wenn wir Phänomene betrachten, die unter dem Etikett „psychische Krankheit" zusammengefaßt werden. Nehmen wir als Beispiel das Verhalten eines Individuums, das sozial auffällig und störend ist. Die Bezeichnungen „störend" und „auffällig" stellen bereits Bewertungen, wenn auch unterschiedlicher Art, dar. Wenn die Störung so weit geht, daß bei irgendwem das Bedürfnis entsteht, sie zu beseitigen, dann beginnt die Suche nach einer Erklärung. Das Verhalten könnte zum Beispiel bewußt gewählt sein (Erklärung: Bosheit eines eigenverantwortlichen Individuums) oder aber Ergebnis einer Krankheit sein (Erklärung: Wirkung eines vom individuellen Willen des „Täters" unabhängigen, autonomen Prozesses). Die ursprüngliche Bewertung induziert die Suche nach einer Erklärung, und die jeweils gewählte Erklärung verändert die Bewertung. In der Folge werden vielerlei (Be-)Handlungskonsequenzen davon abhängen, wie Beschreibungen, Bewertungen und Erklärungen sich gegenseitig beeinflussen (vgl. auch Retzer 1994, S. 11–18). Daß diese drei Ebenen für Theorie und Praxis der Therapie von zentraler Bedeutung sind, dürfte deutlich sein.

Damit soll zunächst die formale Klärung des Beobachtungsbegriffs abgeschlossen sein. Wir haben nun ein begriffliches Instrumentarium, mit dessen Hilfe wir uns den als „krank" oder „gesund" unterschiedenen und bezeichneten Phänomenen annähern können.

3. Traditonelle Beobachtungsmuster

Die Grenzen der Selbstbezüglichkeit – Patient und Therapeut als Beobachter
Die Unterscheidung zwischen krank und gesund dürfte zu den ältesten, die menschliche Selbst- und Fremdbeobachtung leitenden Differenzschemata gehören; und eine Interaktionsform, bei welcher einer der Beteiligen den anderen einer Prozedur – vom Heilungsritual bis zur Verabreichung von Hustensaft – unterzieht, die den Übergang von einem als krank zu einem als gesund bezeichneten Zustand herbeiführen soll, dürfte zu den ältesten menschlichen Kommunikationsmustern gehören. Therapie kann daher wohl als eines der ältesten Gewerbe der Welt betrachtet werden.

Untersucht man die historische Entwicklung der Therapeut-Patient-Beziehung unter dem Blickwinkel einer Theorie der Beobachtung, so erweist sich bis heute, daß die Begrenzung menschlicher *Selbst*beobachtungs- und *Selbst*behandlungsmöglichkeiten ein konstituierender Faktor für diese Art der Beziehung ist. Die *Ganzheit* Mensch ist in ihren selbstreferentiellen Möglichkeiten begrenzt.

Der Bereich von Phänomenen, welcher der Selbstbeobachtung eines Individuums zugänglich ist, hat seine unvermeidlichen Grenzen. Beim Friseur bedarf es zweier Spiegels, um zu überprüfen, ob der Haaransatz im Nacken richtig ausrasiert ist. Und wer ästhetische Katastrophen vermeiden will, sollte zum Kauf eines Anzugs eine ihm wohlgesonnene Person mitnehmen, die ihm sagt, daß der kanariengelbe Smoking mit den zu kurzen Ärmeln aus der Distanz und von hinten betrachtet doch nicht so vorteilhaft wirkt.

Die Rollen des Patienten und des Therapeuten sowie ihre Beziehung zueinander sind zum einen durch den Perspektivunterschied ihrer Beobachtung charakterisiert; hinzu kommt, daß beide als Akteure über unterschiedliche (Be-)Handlungsmöglichkeiten verfügen. Die Optionen selbstbezüglichen Handelns sind beschränkt: Im

Gegensatz zu Affen, die von Natur aus mit außerordentlich langen Armen gesegnet sind, kann sich der Durchschnittsmensch nur unter größter Mühe selbst am Rücken kratzen; einige heroische Schiffsärzte sollen sich auf hoher See selbst den Blinddarm herausgenommen haben, aber prinzipiell sind die Möglichkeiten selbstbezüglichen Operierens für jedes Lebewesen begrenzt, denn selbst der genialste Chirurg kann sich nicht selbst das Herz transplantieren. Bestimmte Operationen (nicht nur chirurgische) bedürfen aus ganz praktischen Erwägungen der Trennung von Subjekt und Objekt der (Be-)Handlung. Der eine der Beteiligten begibt sich in die Objektrolle, der andere in die des handelnden Subjekts. Dies hat weitreichende Folgen für die Aufteilung und Zuschreibung von Verantwortung, Schuld und Macht. Eine solche Subjekt-Objekt-Spaltung charakterisiert ganz allgemein die Komplementarität der Beziehung zwischen dem Heiler und dem Leidenden. Ihre grundlegenden Spielregeln könnten daher lauten: „Ich seh' etwas, was du nicht siehst!" und „Ich tu' etwas, was du nicht kannst!"

Symptome als Zeichen – Die zwei Bereiche der Unterscheidung

Es bedarf der Symptome[1], um zum Patienten zu werden. Nur wer Symptome zeigt, hat die Chance, das Etikett „krank" zugeschrieben zu bekommen (oder es sich selbst zuschreiben zu können). Sie bilden das definierende Merkmal, nach dem Beobachter „krank" von „gesund" unterscheiden.

Symptome lassen sich ganz allgemein als *beobachtbare* Ereignisse, Prozesse oder Zustände definieren, die als Zeichen für andere, *nicht-beobachtbare* Ereignisse, Prozesse oder Zustände in einem anderen, nicht-transparenten Phänomenbereich, einer tatsächlichen oder vermuteten „Wirklichkeit hinter der Wirklichkeit" gedeutet werden.

Wenn bei der Beobachtung eines Menschen Phänomene (z. B. rote Flecken im Gesicht, ein humpelnder Gang, Schmerzensschreie, verwaschene Sprache, krampfartige Muskelzuckungen usw.) wahrgenommen werden, die als abweichend vom selbstverständlich erwarteten Zustand eines menschlichen Körpers oder seines Verhaltens unterschieden werden, so können solche Phänomene als Symptome bewertet werden (d. h., sie müssen nicht).

1 Von griech. *sympiptein*, „zusammentreffen, -fallen, sich gleichzeitig ereignen".

„Selbstverständlich" heißt in diesem Zusammenhang, daß Ereignisse oder Zustände als gegeben wahr- und hingenommen werden, ohne daß beim Beobachter das Bedürfnis aufkommt, nach ihrer Erklärung zu fragen. Niemand, der eine Nase im Gesicht hat und dies bemerkt und bei allen anderen Menschen in seiner Umgebung auch eine Nase im Gesicht findet, fragt, wie sie da hin kommt. Ein Grund für die vielen (philosophisch höchst relevanten) Warum-Fragen kleiner Kinder, mit denen sie den Erwachsenen ständig auf die Nerven gehen, liegt darin, daß sie noch nicht hinreichend in die selbstverständlichen Erwartungsschemata ihres (sub-)kulturellen Kontextes eingebunden sind.

Nun werden aber nicht alle von den Erwartungen abweichenden menschlichen Verhaltensweisen oder Zustände als Symptome interpretiert. Ob dies der Fall ist oder nicht, hängt davon ab, wie derartige Abweichungen erklärt werden.

Als Symptom werden nur solche Phänomene bezeichnet, denen der oder die Beobachter keine unmittelbaren, aus dem Kontext der Kommunikation ableitbaren Bedeutungen zuschreiben können. Sie sind nicht unmittelbar *verstehbar*, sie fallen aus dem Spiel der Kommunikation, sie sind innerhalb der Kommunikationsregeln nicht deutbar und bedürfen daher einer nicht-sozialen Erklärung.

Da ihnen kein unmittelbarer Mitteilungscharakter innerhalb zwischenmenschlicher Kommunikation zugeschrieben werden kann, werden sie als Zeichen gedeutet, die auf eine andere, „ursächliche", Abweichung (Unterscheidung) außerhalb des Kontextes der direkten Interaktion und Kommunikation, d. h. außerhalb der Grenzen des sozialen Systems, verweisen. Mit anderen Worten: Sie werden nicht als „erste Unterscheidung" (im oben referierten Sinne von Spencer-Brown) interpretiert, sondern als „zweite Unterscheidung".

Die Unterscheidung verstehbar/nicht-verstehbar ist konstituierend für die Kategorisierung eines Phänomens als Symptom. Wenn sich jemand eine schwarze Klappe über das Auge zieht, den Oberschenkel hochbindet und auf Krücken an einer Straßenecke als vermeintliches Kriegsopfer die Passanten um ein Almosen ersucht, dann wird seine Geh- und Sehbehinderung im allgemeinen nicht als Symptom betrachtet, sondern als betrügerisches Manöver, durch welches sich solch ein „Subjekt" einen unlauteren Vorteil ergaunert. Seine Motive sind für die Mitmenschen intellektuell und emotional *im Prinzip* nachvollziehbar, d. h. verstehbar. Die Erklärung für seine Seh-

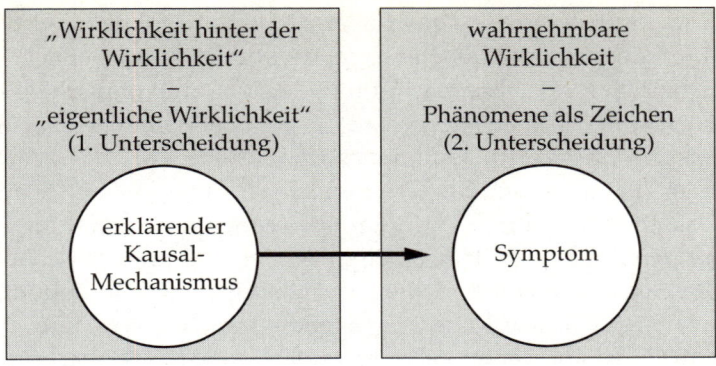

Wirklichkeit hinter der Wirklichkeit

Abb. 3

und seine Gehstörung, die ja beide – mit Augenklappe und hochge-schnalltem Bein – ohne jeden Zweifel bestehen, wird innerhalb des Rahmens sozialer Spielregeln gefunden: Hier kalkuliert jemand mit der Nächstenliebe seiner Mitmenschen und beutet sie aus; und als generierende Mechanismen der Behinderungen lassen sich die Hand-lungen des Betrügers identifizieren. Ähnliches gilt für simulierte Krankheiten und Selbstverstümmelungen, die beispielsweise vor dem Kriegsdienst schützen oder Renten erschleichen sollen.

„Echte" Symptome unterscheiden sich von dieser Art abwei-chender Verhaltensweisen oder körperlicher Zustände dadurch, daß sie nicht-verstehbar sind – der Patient scheint keinen unmittel-bar einfühlbaren Gewinn durch sein Verhalten zu haben – und daß die Erklärung für ihr Entstehen in einem anderen Phänomenbereich gesucht wird. Dieser andere, nicht direkt beobachtbare Bereich ist in den meisten Krankheitskonzepten das Innere des menschlichen Körpers – das heißt, es wird eine Abweichung innerhalb der Grenzen des Organismus postuliert –, er muß es aber nicht sein (wenn z. B. die Psyche für krank gehalten wird).

Dieser vom Selbstverständlichen unterschiedene Zustand oder Prozeß, durch den die Entstehung des Symptoms erklärt wird, kann „Krankheit" genannt werden (muß aber nicht). Es sollte aber deut-lich sein, daß in dem Begriff „Krankheit" die Beschreibung von Phänomenen (den Symptomen) und ihre Erklärung miteinander vermischt ist.

25

Die auf diese Weise konstruierte Entität „Krankheit" wird als strukturelle oder funktionelle Veränderung in einem Bereich, der außerhalb der verstehbaren Kommunikation, d. h. außerhalb des sozialen Systems, liegt, interpretiert (gegenüber konkret nicht näher definierten „gesunden" Funktionen und Strukturen).

Der Therapeut und der Symptomträger unterscheiden sich als Beobachter dadurch, daß nur der eine (vermeintlich oder tatsächlich) einen Zugang zu dem geheimnisvollen und undurchschaubaren Bereich hat, in welchem die Ursachen für die Symptombildung gesucht werden. Die Macht des Heilers besteht darin, daß er in diesem obskuren Phänomenbereich aufgrund seiner Beobachtungsmethoden und aufgrund seines Expertenwissens, eines Geheimwissens, Einfluß auf imaginäre Interaktionspartner – z. B. die Krankheit – ausüben kann. Das kann der Patient nicht. Ob der Therapeut über diese Beobachtungs- und Einflußmöglichkeiten tatsächlich verfügt, mag dahingestellt sein. Zu seiner traditionellen Rolle gehört, daß ihm diese Macht zugeschrieben wird.

Der Blick ins Dunkle – Imaginäre Täter vs. gestörte Harmonie

Obwohl es zahlreiche Funde gibt, welche Rückschlüsse auf organische Krankheiten und Verletzungen (Ebene der Phänomene) in prähistorischen Zeiten zulassen, erlauben sie keine (oder nur sehr spekulative) Schlüsse auf die damals konstruierten Erklärungen und die daraus abgeleiteten Heilverfahren. Medizinhistoriker interpretieren sie meist im Sinne einer Analogiebildung zur sogenannten „magisch-animistischen" Stammesmedizin, die von Ethnomedizinern seit Beginn der Kolonialisierungsepoche beschrieben wurde.

Erst über die Medizin der frühen babylonischen und altägyptischen Hochkulturen finden sich Quellen, welche Aussagen über Therapiekonzepte und -verfahren erlauben. In derselben Tradition kann auch die Entwicklung der Heilkunst in der griechischen und römischen Antike gesehen werden, welche bis ins Zeitalter der beginnenden Naturwissenschaften die europäischen Vorstellungen von Krankheit und Gesundung bestimmten.

In der sogenannten „magisch-animistischen" Medizin wird eine körperinterne Veränderung als „Inkorporation des krankmachenden Dämons" konzeptualisiert. Wer die Dämonen erzürnt, wird von ihnen besetzt, er wird „besessen" und krank (Eckart 1990, S. 8). Das

Modell der zwischenmenschlichen Interaktion wird auf das Phänomen der Symptombildung übertragen. So, wie eine Behausung besetzt werden kann und die Besetzung von außen wahrnehmbare Folgen hat, kann auch ein Körper besetzt werden. Es wird dieselbe Logik der dreidimensionalen räumlichen Innen-Außen-Unterscheidung verwendet. Der Beobachter blickt aus der Außenperspektive und sieht nicht, was die imaginären Interaktionspartner da drinnen, in der Behausung wie dem Körper, tun. Er muß sich mit einzelnen Hinweisen begnügen, Rauchzeichen und andere Indizien deuten, um eine Vorstellung über die internen Aktivitäten zu entwickeln.

Die Idee, Krankheiten seien Entitäten, Einheiten und Ganzheiten, die sich klassifizieren lassen, entspricht der Logik von Beobachtungsprozessen. Es werden Einheiten im dreidimensionalen Raum konstruiert: „Dinge", „Objekte". Solch ein Bild von Krankheit ist auch heute noch – zumindest im Alltagsverständnis – vorherrschend. Und in einer Art „botanischem Modell" wird versucht, eine zugrundeliegende Ordnung in der Vielfalt der beobachteten Krankheitserscheinungen zu finden.[2]

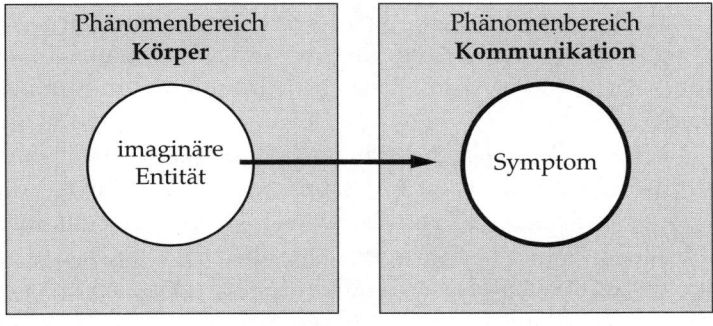

Imaginäre Täter

Abb. 4

2 Siehe dazu vor allem Ludwig Fleck (1935, S. 33 f.); er zeigt, wie kollektive Prozesse zur Annahme solcher Ganzheiten führen, denen die Ursache für Symptome zugeschrieben wird. Michel Foucault (1972, S. 20 ff.) charakterisiert dazu passend die klassifizierende Schaffung von Krankheitseinheiten als ein „botanisches Modell".

In der antiken griechischen und römischen, hippokratischen Medizin wurde die Erklärung für Krankheit ebenfalls im Körperinneren gesucht. Allerdings wurde die Ursache nicht in personalisierten Übeltätern gesehen, sondern – weit abstrakter und ganzheitlicher – als eine Störung der Harmonie der vier Grundelemente (Feuer, Wasser, Luft, Erde) innerhalb des Körpers. In der Medizin Galens[3] wurde die Humoralpathologie, die bis in die frühe Neuzeit das Leitkonzept der ärztlichen Kunst bildete, systematisiert: Krankheit war durch eine „Dyskrasie", d. h. eine ungleichgewichtige, schlechte Mischung der vier Kardinalsäfte (Blut, Schleim, gelbe und schwarze Galle) verursacht. Symptome wurden also auch in der Humoralpathologie mit innerkörperlichen Veränderungen kausal verknüpft. Das verwendete Erklärungsmodell war allerdings nicht nach dem Inkorporationsschema konstruiert, sondern im Sinne eines Harmonie- oder Gleichgewichtsmodells auf den Körper als Ganzheit bezogen. Es richtete seine Aufmerksamkeit auf Mischungsverhältnisse und Beziehungen zwischen auch im gesunden Körper postulierten Elementen. Der Logik der Innen-Außen-Unterscheidung, bei welcher die Inkorporation von Krankheitserregern, d. h. die Verletzung der Grenze, als ursächlich angesehen wird, steht ein eher ästhetisches Modell gegenüber, das sich mit körperinternen Veränderungen beschäftigt. Wenn man will, so läßt sich hier bereits der Ansatz eines systemorientierten Modells erkennen.

Solch eine Orientierung ist in noch stärkerem Maße in den der traditionellen chinesischen Medizin zugrundeliegenden Vorstellungen zu finden. „Nach der Lehre der chinesischen Heilkunst des Altertums findet im menschlichen Organismus, ähnlich wie in der ihn umgebenden Natur, ein ständiger Kampf zwischen den gegensätzlichen und zugleich einheitlichen Kräften statt. Der gesunde oder krankhafte Zustand wird vom Hin- und Herschwanken der miteinander kämpfenden Kräfte bestimmt. Die beiden polaren Kräfte, in denen sich die universelle Energie offenbart, sind das *Yin* und das *Yang*" (Pálos 1963, S. 36).

Das Wissen über die hinter den Grenzen der Haut liegenden Strukturen und Prozesse war über Jahrtausende sehr gering, Sektionen wurden in Europa zwar gelegentlich durchgeführt, dienten aber

---

3 Claudius Galenos aus Pergamon (129–199 n. Chr.).

nur dazu, die humoralpathologischen Dogmen zu bestätigen. Erst mit dem Ende des 18. Jahrhunderts, in dem mit der Autopsie von Leichen zur Suche nach pathologischen Strukturen begonnen wurde, ergab sich die Möglichkeit zur – nachträglichen – Verknüpfung von Symptombildungen (während der Lebenszeit) und (nach dem Tode feststellbaren) intrakorporalen Veränderungen. Bahnbrechend war hier die Arbeit Morgagnis *De sedibus et causis morborum*, welche die Aufmerksamkeit der Ärzte auf sichtbare Veränderungen körperlicher Strukturen lenkte (zit. n. Hamperl 1968). Die *Geburt der Klinik* (Foucault 1972), die Orientierung auf das Körperinnere hin, war eingeleitet.

Das vorläufige Endergebnis dieser grenzüberschreitenden Ausrichtung des diagnostischen Blicks ist die Entwicklung einer Unzahl technischer Verfahren, welche körperinterne Strukturen und Prozesse sichtbar machen sollen – von der Röntgenologie über die Endoskopie bis hin zur Positronen-Emissions-Tomographie und anderen „bildgebenden" Verfahren.

Erklären vs. Verstehen von Krankheit

Wenn Krankheit als Veränderung innerhalb des körperlichen Raums betrachtet wird, so heißt das nicht, daß stets auch die tiefere Erklärung für sie – d. h. der sie generierende Mechanismus – innerhalb des Körpers lokalisiert wird. Die im Körper ablaufenden Prozesse, welche die Symptombildung erklären, bedürfen ihrerseits einer Erklärung, die sich in die Logik des alltäglich angewendeten Weltbilds fügt.

Bereits die frühesten Quellen aus babylonischer und ägyptischer Zeit, aber auch aus der griechischen und römischen Antike zeigen die konkurrierenden Modelle des Verstehens oder Erklärens von Krankheit, die auch heute noch die Diskussionen und Kontroversen über die Wechselbeziehungen von organischen, psychischen und sozialen Faktoren bei der Krankheitsentstehung bestimmen. In diesem Jahrhundert hat am einflußreichsten wohl Karl Jaspers die Unterscheidung zwischen „verstehbar" und „erklärbar" betont, indem er sie zur zentralen differentialdiagnostischen Dimension in der Psychiatrie gemacht hat, um organisch bedingte von psychisch bedingten Erkrankungen zu unterscheiden (Jaspers 1913, S. 255). Beim *Erklären* wird aus der Perspektive des außenstehenden, objektiven Beobachters ein generierender Mechanismus für das zu erklärende Phänomen konstruiert. Beim *Verstehen* hingegen nutzt der Beobachter die Ähnlichkeit zwischen sich und dem beobachteten System (einem Menschen, einer Katze, einem Gott, einer Maschine ...); er identifiziert sich mit ihm, geht gewissermaßen in die Innenperspektive des in einem bestimmten kommunikativen Lebenszusammenhang stehenden Subjektes, um dessen Fühlen, Denken und Handeln in seiner Sinnhaftigkeit zu (re-?)konstruieren.[4]

In der sogenannten „magisch-animistischen" Medizin wird die krankmachende Reaktion der Dämonen direkt in Zusammenhang mit sozialen Tabuverletzungen gebracht. In den antiken, theurgischen Modellen der Krankheitsentstehung, auch in der mittelalterlichen monastischen Medizin und ihrer Iatrotheologie, wurde Krankheit als göttliche Strafe für Verfehlungen oder teleologisch als Weg zum Heil gesehen.

Auch in diesen Krankheitsmodellen werden Symptome als Zeichen gedeutet, allerdings verweisen sie diesmal auf einen nicht-körperlichen Phänomenbereich, in dem die Erklärung zu suchen ist. Wo die Krankheit Strafe der Götter ist, dient sie als Zeichen für eine (postulierte) Verletzung sozialer Spielregeln. Der nicht-beobachtbare Bereich, in dem die Erklärungen für die Krankheitsymptome lokalisiert werden, ist nach dem Vorbild normaler zwischenmenschlicher Kommunikation gestaltet. Es gibt bestimmte soziale Regeln des Wohlverhaltens, deren Einhaltung mit Wohlbefinden korreliert wird. Und im Umkehrschluß wird dann gefolgert, daß der Verlust des Wohlbefindens ein Indiz für fehlendes Wohlverhalten ist.

Auf diese Weise wird das nicht-verstehbare Phänomen in den Bereich der Verstehbarkeit zurückgeführt. Der Kreis schließt sich: Beobachtbare, aber nicht-verstehbare Phänomene werden über die imaginären oder zumindest direkt nicht-beobachtbaren Bindeglieder Krankheit und göttlicher Strafbefehl auf vergangene und insofern immer noch nicht-beobachtbare, dafür aber wieder verstehbare, Verhaltensweisen zurückgeführt. Der Bereich der Verstehbarkeit wird so über den Umweg nicht-beobachtbarer Interaktionspartner ausgeweitet, und der Bereich der Nicht-Verstehbarkeit wird weitestgehend eingeengt: Symptome lassen sich auf ihren Sinn hin deuten und werden zu Mitteilungen.

---

4 Zur Unterscheidung zwischen Erklären und Verstehen siehe ausführlich Georg H. von Wright (1971); vgl. auch Simon (1993, S. 25–33).

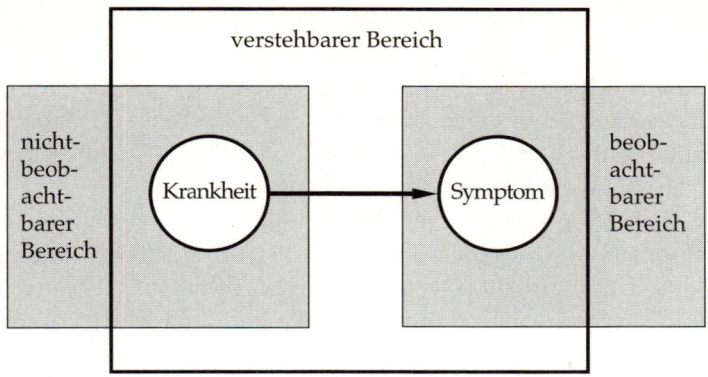

Die Ausweitung der Verstehbarkeit

Abb. 5

Götter und Dämonen sind dabei nach dem Modell von Menschen gebildet, zumindest folgen sie denselben Regeln der Interaktion und Kommunikation wie Menschen. Ihre Handlungen sind verstehbar, in ihrer Motivation, ihrer Sinngebung emotional und intellektuell nachvollziehbar und deutbar, wenn auch nicht direkt beobachtbar.

Wenn beobachtbare Phänomene (Symptome) negativ bewertet und als Strafe erlebt werden, so läßt sich auf die göttliche Intention zu strafen schließen. Krankheit wird moralisch bewertet: Der Kranke ist schuldig geworden, was durch seine Krankheit bewiesen wird.

Die Schritte zum Verstehen von Symptomen, die der Beobachter in seinen Unterscheidungen und Bewertungen zu vollziehen hat, folgen dem Muster: Ein *beobachtbares, **nicht**-verstehbares* Phänomen wird zunächst auf ein ***nicht**-beobachtbares, verstehbares* Ereignis und schließlich auf ein faktisch nicht-beobachtetes, aber theoretisch *beobachtbares und verstehbares* Verhalten zurückgeführt worden.

Die Frage, die jedes nicht-verstehbare Phänomen an die Kommunikationspartner stellt, „Hat dieses Phänomen eine kommunikative Bedeutung?" kann so positiv beantwortet werden. Es hat eine Bedeutung auf der sozialen Ebene, über die Kommunikation wieder möglich wird.

Viele ätiologische Konzepte der naturwissenschaftlich orientierten Medizin scheinen einer ähnlichen Logik zu folgen. Auch sie sind nach dem Muster sozialer Spielregeln und ihrer Täter-Opfer-Unterscheidung konstruiert. Allerdings wird die Schuld (Ursache) jetzt nicht innerhalb des sozialen Systems gesucht, sondern im Bereich des biologischen Systems. Wo z. B. eine Infektion als kausal für die Krankheit betrachtet wird, ist der Krankheitserreger der Übeltäter, der dann – der Logik dieses Modells folgend – gesucht, gefunden und dingfest gemacht werden muß.

Generell kann gesagt werden, daß naturwissenschaftliche Erklärungsmodelle generierende Mechanismen beschreiben, die mit naturwissenschaftlichen Methoden beobachtbar sind. Das Resultat sind z. B. irgendwelche Labordaten, die innerhalb eines kommunikativen Kontextes als isolierte Phänomene zunächst sinnfrei sind. Biologische Erklärungen haben auf sozialer Ebene daher im allgemeinen zur Folge, daß Symptome *nicht* als Kommunikation interpretiert werden und der Patient von Schuld freigesprochen wird; statt dessen wird die (sachliche) „Ursache" er- oder gefunden, das heißt, es wird ein das Symptom generierender Mechanismus außerhalb des Kommunikationssystems konstruiert.

Die Entwicklung des „klinischen Blicks", der es erlaubte, Wechselbeziehungen zwischen innerkörperlichen Prozessen und äußerlich wahrnehmbaren Symptomen zu beschreiben, sorgte für eine Entlastung von Schuld und moralischer Verurteilungen für diejenigen Patienten, bei denen ein organischer Befund zu erheben war. Er diente als hinreichende Erklärung des Symptoms. Die Suche nach einer Erklärung innerhalb des Kommunikationssystems konnte an diesen Punkten der Erklärung abgebrochen werden.

Ein *beobachtbares, **nicht**-verstehbares* Phänomen wird auf ***nicht**-beobachtbare*, aber *erklärbare* Ereignisse oder Prozesse zurückgeführt. Über die so konstruierte Erklärung kann dann wieder kommuniziert werden. Die Frage, ob das zunächst nicht-verstehbare Symptom eine kommunikative Bedeutung hat, wird verneint.

Mehr noch als körperliche Erscheinungen werden Verhaltens- und Kommunikationsweisen gemäß der Leitunterscheidung verstehbar / nicht-verstehbar auf ihre Sinnhaftigkeit überprüft. Wer sich in seinem Sprechen nicht an gewisse grammatikalische Regeln hält, wer nicht den eingeführten Wortschatz gebraucht, der kann nicht in die Kommunikation einbezogen werden. Aber es bedarf nicht nur der Einhaltung formaler Regeln der Kommunikation, sondern auch inhaltlicher: Wer in einer Weise Sinn zuweist, die der jeweiligen zeitgenössischen Auffassung von Wirklichkeit zuwiderläuft, wird als „irrsinnig" oder „wahnsinnig" bezeichnet. Wer sich in der direkten Interaktion nicht-verstehbar verhält, fällt aus der Kommunikation: Seine Äußerungen sind, da sie auf Beschreibungen, Bewertungen und Erklärungen beruhen, die von anderen nicht geteilt werden, nicht anschlußfähig, das heißt, die Kommunikation bricht ab.

Die Ausgrenzung des Nicht-Verstehbaren

Die Ausweitung des Bereichs der Verstehbarkeit durch die Konstruktion einer nicht direkt beobachtbaren imaginären Wirklichkeit ist nur eine der Möglichkeiten, die Komplexität zu reduzieren, welche durch das Auftreten von nicht-verstehbaren Phänomenen innerhalb der Kommunikation entsteht. Der zweite Weg ist ihre Ausgrenzung. Sie sorgt gemäß der Regel „Was ich nicht weiß, macht mich nicht heiß!" für reduzierte öffentliche Wahrnehmung solch störender Phänomene. Und was nicht beobachtet wird, beunruhigt nicht. Und was nicht beunruhigt, braucht nicht erklärt zu werden.

Die Logik hinter beiden Verfahren ist, den beobachtbaren und verstehbaren Bereich so zu ordnen, daß der verstehbare Bereich den beobachtbaren einschließt und der nicht-beobachtbare den nicht-verstehbaren umfaßt.

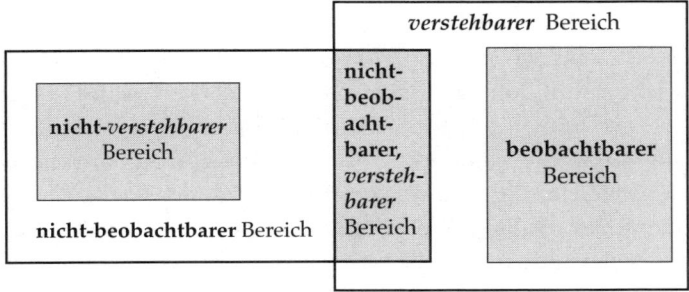

Die Ausgrenzung des Nicht-Verstehbaren

Abb. 6

Am deutlichsten wird dies am Beispiel der Behandlung von „Verrückten". Daß Therapeuten die Zuständigkeit für die „Heilung" auch der Menschen zugewiesen wird, die sich in ihrem Verhalten

33

nicht an die sozialen Spielregeln halten, folgt der dargestellten Logik der Unterscheidung von Symptomen als nicht unmittelbar innerhalb der Kommunikation verstehbaren Phänomenen. Bereits zu Zeiten der griechischen Medizin wurde Wahnsinn in diesem Sinne als Zeichen von Krankheit gedeutet, und die Heilkunde der westlichen Welt war seit ihren Anfängen mit der Behandlung von Menschen beschäftigt, die sich auffällig und absonderlich verhielten (Foucault 1954, S. 103). Da das damalige Krankheitskonzept noch sehr eng an die Vorstellung gebunden war, Krankheit sei eine Strafe der Götter für sittliche Verfehlungen, ergab sich die Zuständigkeit einer auf die Kommunikation mit göttlichen Instanzen spezialisierten Heilkunde fast selbstverständlich.

Im 15. Jahrhundert wurden in Spanien die ersten Spitäler, die ausschließlich Irren vorbehalten waren, eröffnet. Im übrigen Europa dienten die Irren der Belustigung des gebildeten Publikums, wurden aber darüber hinaus in Freiheit gelassen. Erst Mitte des 17. Jahrhunderts wurden sie in ganz Europa ausgegrenzt und interniert.

Wo Verstehbarkeit die Leitunterscheidung liefert, sind die Merkmale der Unterscheidung naturgemäß sehr weich: Was für den einen Beobachter verstehbar ist, bleibt für einen anderen unverständlich. Es bedarf vielfältiger Informationen über den aktuellen sozialen, kulturellen, ökonomischen und historischen Kontext, in dem ein Verhalten gezeigt wird, um es zu verstehen (d. h. die Innenperspektive des Kommunikationsteilnehmers nachzuvollziehen). Und: Das Verstehen von Verhalten ist weitgehend an seine Bewertung gebunden. Der „gesunde Menschenverstand" ist Maßstab der Verstehbarkeit. Wird sie nicht formal, sondern inhaltlich definiert, so hat Verstehbarkeit auf der Ebene der Interaktion eine Funktion, welche der Wirkung ethischer oder moralischer Werte entspricht: Der Vollzug oder die Unterlassung bestimmter Verhaltensweisen wird durch proskriptive, d. h. verbietende, Regeln gesichert. Jedes abweichende Verhalten kann als Symptom gewertet werden. Auch zu „sündigen" kann nicht-verstehbar sein. Für die Unterscheidung krank oder böse („mad or bad") gibt es keine eindeutigen abgrenzenden Merkmale. Auf der sozialen Ebene wird durch beide Typen abweichenden Verhaltens die Komplexität erhöht.

So wurde man in die europäischen Internierungshäuser denn auch nicht mit einer therapeutischen Zielsetzung gesteckt, sondern weil man nicht länger am Alltagsleben der Gesellschaft teilnehmen konnte oder durfte. Dort war eine bunte Mischung höchst unterschiedlicher Individuen zu finden: „arme Invalide, alte Leute im Elend, Bettler, hartnäckig Arbeitsscheue, Venerische, Sünder, Libertins aller Art, Leute, denen ihre Familie oder die königliche Obrigkeit eine öffentliche Bestrafung ersparen möchte, verschwenderische Familienväter, Kleriker im Bannbruch, kurz alle, die hinsichtlich der Ordnung, der Vernunft, der Moral und der Gesellschaft Anzeichen von Zerrüttung zu erkennen geben" (ebd., S. 104). Die Leitunterscheidung für die Einweisung in eines dieser „Spitäler" war sündig oder nicht-sündig. Und in der gerade entstehenden bürgerlichen Gesellschaft gab es ein Hauptlaster: den „Müßiggang" (ebd., S. 105).

Mit der französischen Revolution wurden diese Häuser geöffnet – für alle ausgenommen die Irren. Die Internierungspraktiken wurden verstärkt, der Irre wurde einer ununterbrochenen moralischen und gesellschaftlichen Kontrolle unterworfen, Heilung sollte durch die Wiederherstellung des Gefühls der Schuld und des Dankes erreicht werden (ebd., S. 109).

Therapie, Strafe und Erziehung waren – und sind auch heute – nicht oder nur schwer zu unterscheiden. Und wenn man davon ausgeht, daß der Gebrauch die Bedeutung eines Begriffs bestimmt, liegt es in dieser Logik der sozialen Kontrollfunktion von Therapie, daß „heilen" als Lehnübersetzung von „sanare" seit dem 15. Jahrhundert in deutschen Mundarten die Bedeutung von „kastrieren" bekam. „Insanus" war der Fachausdruck für Tiere, die zu wild waren, um vor den Pflug gespannt zu werden, und „sanare" bedeutete demgemäß „dem männlichen Tier durch Wegschneiden der Hoden die Wildheit nehmen" (Kluge 1883, S. 298) – ein schönes Beispiel der (veterinär-)medizinischen Form der „Sozialisation".

Die Erfindung des Unbewußten

Im biologischen Modell der Geisteskrankheit wird das beobachtbare Symptom – ein Verhalten – auf eine postulierte, nicht-beobachtbare Gehirnkrankheit zurückgeführt. In seinem 1845 erschienenen Lehrbuch *Die Pathologie und Therapie der psychischen Krankheiten* formuliert Wilhelm Griesinger seine vielzitierte Auffassung, Geisteskrankheiten seien Gehirnkrankheiten, mit folgenden Worten: „Der erste Schritt zum Verständnis der Symptome ist ihre Localisation. Welchem Organ gehört das Phänomen des Irreseins an? – Welches Organ muß also überall und immer notwendig erkrankt sein, wo Irresein vorhanden ist? – Die Antwort auf diese Frage ist die erste Voraussetzung der ganzen Psychiatrie. Zeigen uns physiologische und pathologische Thatsachen, daß dieses Organ nur das Gehirn sein kann, so haben wir vor Allem in den psychischen Krankheiten jedesmal Erkrankungen des Gehirns zu erkennen" (Griesinger 1845, S. 1).

Analog wird im psychologischen Modell das Symptomverhalten auf eine postulierte, nicht-beobachtbare psychische Krankheit zurückgeführt. Im ersten Fall wird also nach einer die Symptombildung erklärenden strukturellen oder funktionellen Abweichung innerhalb des Organismus gesucht, im zweiten Fall im Bereich der von außen ebenfalls nicht direkt der Fremdbeobachtung zugänglichen Psyche.

Seit es gelungen ist, die Verursachung der progressiven Paralyse durch eine Infektion mit Spirochäten als wissenschaftliche „Tatsache"[5] zu etablieren, hat die biologische Psychiatrie einen großen Aufschwung erleben können. Und ganz in der Logik der Ausweitung des klinischen Blicks in den Raum hinter den Grenzen der Haut scheint gegenwärtig in der Psychiatrie die meiste wissenschaftliche Energie (zumindest das meiste Geld) in die Suche nach biologischen Funktions- und Strukturveränderungen investiert zu werden.

Alternativ dazu hat sich aber in den letzten hundert Jahren noch eine zweite Form der Suche nach inneren Ursachen (generierenden Mechanismen) ergeben: die Psychologie und Psychopathologie. Die generierenden Mechanismen für die Symptombildung werden dabei im System Psyche gesucht, die postulierte Krankheit ist dementsprechend eine psychische Krankheit (d. h. keine Gehirnkrankheit).

Betrachten wir das psychoanalytische Modell als Beispiel eines psychologischen Krankheitskonzepts.

Entstanden im Kontext einer nervenärztlichen Praxis, weist es die typischen, oben dargestellten, Beobachtungs- und Differenzschemata auf. In der Kommunikation mit seinen Patienten interpretierte Freud deren nicht-verstehbare Symptome, indem er sie zu-

---

5 Wie durch die Wassermann-Reaktion die Erklärung der Syphilis als Resultat einer Spirochäten-Infektion zur „Tatsache" erhoben wurde und wie bestimmte Untersuchungsverfahren zu atomistischen Beschreibungen führen, zeigt Ludwig Fleck (1935).

rückführte auf für sie selbst (allerdings: auch ihn) nicht-beobachtbare, unbewußte Mechanismen. Er trennte gewissermaßen den Bereich der Psyche in einen Teil, welcher der Selbstbeobachtung zugänglich, und einen, welcher ihr nicht zugänglich ist. Das „Unbewußte" wurde von ihm wie ein verstehbarer, selbständiger Interaktionspartner mit eigenen Motiven und Zielen betrachtet. Der generierende Mechanismus, den er auf diese Weise konstruierte, sorgt für die Verstehbarkeit von Symptomen. Ihnen wird ein dem Patienten bzw. seiner Selbstbeobachtung verborgener Sinn zugeschrieben.

Im Gegensatz zu den biologischen Krankheitsmodellen, die nicht-verstehbares Verhalten (Symptome) auf Wirkungsketten zurückführt, die außerhalb des sozialen Systems lokalisiert sind, macht Freud die nicht-verstehbaren Verhaltensweisen zu verstehbaren, indem er den Bereich der Verstehbarkeit ausweitet. Er vollzieht damit einen den theurgischen und „magisch-animistischen" Modellen analogen Schritt: Auch sie haben den Bereich der Verstehbarkeit ausgeweitet, indem sie imaginäre, verstehbare Interaktionspartner konstruiert haben. Die Motive der Götter und Dämonen stehen in einer genealogischen Linie mit den Motiven des Unbewußten, jenes imaginären, scheinbar allmächtigen Interaktionspartners, der Wünsche befriedigt, wo sie bewußt verboten sind, und ihre Befriedigung verbietet, wo sie dem Bewußtsein erlaubt scheinen.

Lerntheoretisch begründete Krankheitsmodelle versuchen dagegen – analog den naturwissenschaftlichen Konzepten –, die Bildung von Symptomen zu erklären. Nur setzen sie psychische, generierende Mechanismen an die Stelle biologischer. Gemeinsam ist dem Modell der Geisteskrankheit und dem der psychischen Krankheit, daß sie die Ursachen für nicht-verstehbares Verhalten außerhalb des Phänomenbereichs Kommunikation suchen.

Die Erklärung therapeutischer Effekte

Die Aufgabe von Therapie ergibt sich aus der Unterscheidung krank / nicht-krank. Sie soll das Kreuzen der Grenze von dem als krank bezeichneten Zustand hin zum gesunden Zustand bewirken oder fördern.

Die Vorstellungen darüber, wie solch ein therapeutischer Effekt erzielt werden kann, orientieren sich im allgemeinen an den zugrundegelegten Erklärungen für die Entstehung von Krankheit.

Wenn Gesundheit vom Beobachter als selbstverständlich vorausgesetzt wird, konstruiert er keine generierenden Mechanismen, um deren Entstehen zu erklären. Heilung wird daher weitgehend als Beseitigung von Krankheitsursachen, nicht aber als Schaffung von Gesundheitsbedingungen konzeptualisiert.

Wo die Symptombildung mit dem Eindringen irgendwelcher „Erreger" ins Körperinnere erklärt wird, ergibt sich die Austreibung dieser „Übeltäter" (sei es der Dämonen, der Parasiten, Spirochäten, Viren oder verklemmter Affekte) als schlüssiges Therapiekonzept. Exorzistische Riten und kathartische Psychotherapiemethoden folgen dabei derselben Reinigungslogik wie das Entfernen vereiterter Blinddärme oder das Öffnen von Abszessen.

Ein solches therapeutisches Glaubenssystem wird gut durch das Heilungsverfahren illustriert, das Claude Lévi-Strauss als „Ars magna" einer Schamanenschule der Nordwestküste des Pazifik schildert. Ein grundlegender Bestandteil des Heilungsrituals besteht im Gebrauch eines kleinen Federbüschels, „welches der Praktiker in einer Höhle seines Mundes verbirgt, um es im gegebenen Moment ganz blutig wieder auszuspucken, nachdem er sich auf die Zunge gebissen oder das Blut aus dem Zahnfleisch gesaugt hat, und es dem Kranken und den Umstehenden feierlich zu präsentieren als den pathologischen Körper, der dank seiner Manipulation ausgestoßen wird." Dieses Verfahren erweist sich im experimentellen Vergleich den Methoden der Schamanen der Nachbarstämme weit überlegen. Sie können keinen gleichermaßen suggestiv wirkenden, dinglichen Beweis für ihren Erfolg bei der Austreibung der Krankheit liefern (Lévi-Strauss 1949, S. 192 f.).

Die Orientierung des therapeutischen Modells an dem das Alltagsdenken bestimmenden Beobachtungsschema der Innen-außen-Unterscheidung mag auch der Grund dafür sein, daß auch bei uns Chirurgen, die ihren Patienten herausoperierte und in Spiritus eingelegte Gallensteine vorweisen können, ein höheres Ansehen genießen als Internisten, die sich mit der Verabreichung von Medikamenten begnügen müssen.

Eine andere therapeutische Logik findet Anwendung, wo Störungen des Gleichgewichts und der Harmonie als Merkmale der Krankheit betrachtet werden. Hier richtet sich die Therapie auf Wiederherstellung der Harmonie bzw. des Gleichgewichts.

In der Hippokratischen Medizin und, in ihrer Folge, der Medizin Galens wurde beispielsweise durch diätetische Maßnahmen

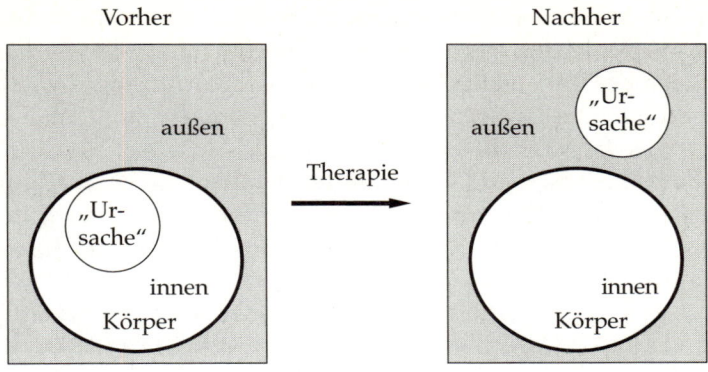

Das Exorzismus-Modell

Abb. 7

versucht, die Mischungsverhältnisse der Körpersäfte wieder in ein harmonisches Gleichgewicht zu bringen (Synkrasie, Eukrasie). Dabei galt das Prinzip einer gegensteuernden Behandlung („contraria contrariis").

In analoger Weise sollen die therapeutischen Maßnahmen der traditionellen chinesischen Medizin die Wiederherstellung der Harmonie von *Yin* und *Yang* bewirken, um so die Über- oder Unterfunktion der durch diese polaren Kräfte gesteuerten Organe auszugleichen. *Tonisierung* und *Sedierung* sind dementsprechend die beiden Interventionsprinzipien. „Läßt die Funktion eines Organs nach, dann ist eine Kräftigung notwendig; bei einer krankhaften Überfunktion muß der Überschuß an ‚Energie' gleichsam abgezapft werden" (Pálos 1963, S. 54).

Wo die Erklärung für Krankheit auf der verstehbaren Ebene gesehen wird, zielt die Therapie auf Veränderung der krankmachenden interaktionellen Bedingungen (sei es der Interaktion mit den Göttern, sei es der mit den Menschen). Wenn Tabuverletzungen zur sozialen Ausgrenzung geführt haben, so muß nicht nur der zürnende Dämon beschwichtigt oder ausgetrieben werden, sondern auch die soziale Reintegration rituell vollzogen werden. Wenn Krankheit Strafe ist, so bedarf es der Absolution, die Wallfahrt nach Lourdes verspricht Heil auf körperlicher und seelischer Ebene.

Und die Psychoanalyse, welche den unbewußten Konflikt für den generierenden Mechanismus der psychischen Krankheit hält, versucht, dem Patienten den für ihn bis dato nicht-beobachtbaren Teil seines Seelenlebens bewußt (d. h. beobachtbar) werden zu lassen, wodurch der unbewußte Konflikt seine krankmachende Wirksamkeit verliert. Der Unterschied zwischen Therapeut und Patient löst sich – was das Verstehen betrifft – auf.

Zusammenfassend läßt sich feststellen, daß die Beschreibungs- und Erklärungsschemata für Krankheit dort, wo sie nicht einem Gleichgewichtsmodell folgen, nach dem Vorbild der zwischenmenschlichen Interaktion in Zeit und Raum gestaltet sind. Meist geht es um „Täter", deren Wirken die Schuld dafür zugeschrieben wird, daß jemand krank wird. Die Vorstellungen von Ätiologie und Kausalität[6] orientieren sich am Muster des Strafprozesses, wo detektivische Methoden zur Überführung des Bösewichts und schließlich zu seiner Ausgrenzung durch Verbannung, Inhaftierung oder – im Extremfall – die Todesstrafe führt. Und die therapeutischen Maßnahmen unterscheiden sich in ihrer Logik nur wenig von Strafmaßnahmen, nur daß meistens der Phänomenbereich, in dem die Reinigungs- und Austreibungsriten vollzogen werden, der menschliche Körper statt des Sozialsystems ist.

Die Konzepte, die sich an der Unterscheidung Harmonie/Disharmonie bzw. Gleichgewicht/Ungleichgewicht orientieren, weichen von diesem Schema ab. Sie können als Vorläufer einer systemischen Modellbildung betrachtet werden. Sie folgen nicht der kathartischen Strategie der Ausgrenzung vermeintlicher „Ursachen" oder „Übeltäter", sondern sie bemühen sich, innerhalb der Beziehungs- und Interaktionsmuster des Organismus, d. h. des Systems, Veränderungen zu bewirken.

Es war nicht Ziel dieses skizzenhaften Überblicks, die Sinnhaftigkeit der traditionellen Formen des diagnostischen Blicks und der daraus abgeleiteten Heilmaßnahmen in Frage zu stellen; es sollte nur ihre innere Logik dargestellt werden. Zweck des Ganzen war, unsere über Jahrhunderte überlieferten und meist nur wenig reflektierten Vorstellungen über Krankheit ins Bewußtsein zu rufen, um von dieser Basis aus überprüfen zu können, ob und inwiefern sich die Logik der Beobachtung wie auch der Therapie verändert, wenn ein konsequent systemisches Modell des Körpers, der Psyche und des sozialen Systems zugrunde gelegt wird.

6 Im Griechischen bedeutet *aitia* „Schuld", und im Lateinischen ist *causa* die Bezeichnung für den Strafprozeß.

4. Autonome Systeme

Autopoiese

Auch bei der Anwendung eines systemischen Modells kommt der Beobachter nicht umhin, zu unterscheiden und zu bezeichnen. Er orientiert sich aber an anderen Merkmalen der Unterscheidung; und er geht von anderen Prämissen aus, als dies in unserem Alltagsdenken der Fall ist. Vor allem das Muster, nach dem Erklärungen konstruiert werden, weicht von der Alltagslogik unserer Kausalitätsvorstellungen ab.

Die Prinzipien der Selbstorganisation, welche die Grundlage neuerer Systemtheorien bilden, sollen hier, soweit sie für eine Krankheits- bzw. Gesundheitstheorie von Relevanz sind, den oben referierten Vorstellungen von Krankheit und Gesundheit gegenübergestellt werden.[1]

Um den Unterschied zwischen den Phänomenen, die „krank" und „gesund" genannt werden, zu erklären, dürfte es sinnvoll sein, in einem ersten Schritt die Prozesse ein wenig genauer zu betrachten, welche *Leben* als gemeinsame Bedingung von Gesundheit und Krankheit charakterisieren: Was unterscheidet lebende von nichtlebenden Systemen?

Der Prozeß des Lebens, so haben die Chilenischen Biologen Humberto Maturana und Francisco Varela (1975) gezeigt, läßt sich als eine spezifische Form der Selbstorganisation definieren, die sie *Autopoiese* nennen. Im Prozeß der Autopoiese wird durch ein Netzwerk interagierender Komponenten eine Einheit von einer Umwelt abgegrenzt und das Netzwerk selbst hervorgebracht und aufrechterhalten. Der Metabolismus einer Zelle kreiert so beispielsweise die

---

1 Der näher Interessierte sei verwiesen auf: Maturana u. Varela (1984), Luhmann (1984) und Simon (1990, 1993).

Zellwand, welche ihrerseits dafür sorgt, daß der Metabolismus, relativ abgeschlossen von der Umwelt, stattfinden kann.

Die Merkmale solch eines Prozesses weisen, so dürfte deutlich sein, sehr große Verwandtschaft zur ersten Hälfte der Definition des Beobachtens (der „ersten Unterscheidung") auf (siehe oben, S. 14 f.). Formal betrachtet geht es jeweils um die Herstellung von Unterscheidungen, wobei ein markierter Raum, Zustand oder Inhalt (eine Einheit) von einem un-markierten Raum, Zustand oder Inhalt (einer Umwelt) abgegrenzt wird. Der Unterschied zwischen den Unterscheidungen eines Beobachters im oben dargestellten Sinne und der Autopoiese besteht darin, daß bei autopoietischen Prozessen Subjekt und Objekt des Unterscheidens nicht unterschieden werden

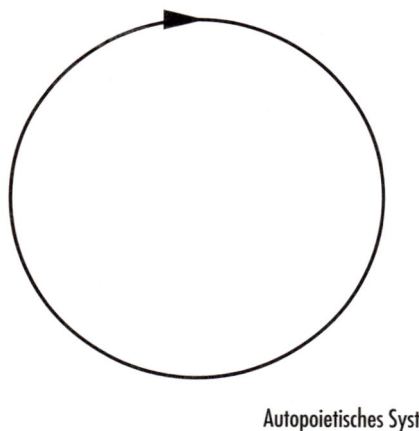

Selbstbezügliche Operationen des Systems schaffen eine System-Umwelt-Unterscheidung.

Autopoietisches System

Abb. 8

können. Leben ist ein selbstbezüglicher, selbstorganisierter Prozeß, bei dem sich eine Einheit von einer Umwelt abgegrenzt.

Die geformten Einheiten sind Objekte, welche aktiv eine Innen-außen-Unterscheidung realisieren. Ihr inneres Prozessieren einerseits und ihr äußeres Verhalten andererseits gewährleisten, daß sie überleben, d. h. die Form bewahren. Leben läßt sich dadurch erklären, daß ein selbstbezüglicher Prozeß abläuft, bei welchem das Ergebnis des Prozesses weitgehend mit seinem Ausgangszustand identisch ist. Lebende Strukturen, die dem Beobachter auf einer phänomenologischen Ebene als statisch und stabil erscheinen, sind das Ergebnis einer charakteristischen Dynamik. Der Körper eines Menschen, der ihm selbst von Tag zu Tag mehr oder weniger unverändert erscheint, behält seine Gestalt nur, solange die ihn so erhaltenden Prozesse, der Stoffwechsel, ablaufen. Im Laufe ihrer Lebenszeit erneuern lebende Systeme (Zellen, Organismen) ihre konkreten Komponenten (Moleküle) weitgehend, ihre *Organisation* bleibt aber konstant: „Das Wort ‚Organisation' kommt vom griechischen *organon* ‚Instrument'; es bezieht sich auf die spezifische Mitwirkung der Bestandteile an der Konstitution einer zusammengesetzten Einheit und somit auf die Relationen zwischen den Bestandteilen, die ein System als zusammengesetzte Einheit einer bestimmten Klasse definieren und seine Eigenschaften als derartige Einheit festlegen. Die Organisation einer zusammengesetzten Einheit bestimmt daher die Klasse der Entitäten, zu der diese Einheit gehört" (Maturana 1978, S. 240). Das spezifische zeitlich und räumlich geordnete Muster der aufeinander bezogenen und miteinander interagierenden Wirkungen der Komponenten wird aktiv durch den Prozeß des Lebens, d. h. die Aktivität des Netzwerks der Komponenten selbst, konserviert. Sowohl Zellen als auch Organismen können als autopoietische Systeme im biologischen Sinne verstanden werden;[2] Organismen sind dann autopoietische Systeme „zweiter Ordnung", die sich aus autopoietischen Systemen erster Ordnung zusammensetzen. Wird ihre Grenze gegenüber der Umwelt nicht mehr aktiv aufrechterhalten, so endet das Leben, das System löst sich auf. Maden finden ihren Weg ins Körperinnere, und Fäulnis sorgt für die Zersetzung in seine chemischen Bestandteile.

Solche lebenden Systeme sind *autonom* (Varela 1979) und *strukturdeterminiert* (Maturana 1978, S. 242 f.), das heißt, ihr Verhalten wird nicht im Sinne einer geradlinigen Ursache-Wirkungs-Beziehung durch äußere Ereignisse determiniert, sondern durch ihre aktuelle interne Struktur. Das außerhalb ihrer Grenze, in ihrer Umwelt, beobachtbare Verhalten, ist durch Vorgänge in ihrem Inneren begründet. Was immer in der Umwelt eines lebenden Systems ge-

---

2 Niklas Luhmann überträgt das Konzept der Autopoiese auch auf soziale Systeme (Luhmann 1984), was kontrovers diskutiert wird. Es scheint statthaft, wenn damit lediglich die formalen organisatorischen Gemeinsamkeiten – wie die operationelle Schließung (s. unten) – zwischen sozialen und organischen Systemen bezeichnet werden sollen.

schieht, das System reagiert entsprechend seiner eigenen, inneren Strukturen darauf. Veränderungen in der Umwelt sind daher sinnvollerweise als relativ unspezifische Störungen, als *Perturbationen* (Maturana 1978, S. 242 ff.), zu betrachten, welche von dem jeweils gestörten System kompensiert werden müssen. Und wie das System auf solch eine Störung reagiert, sagt mehr über das System und seine Strukturen als über die Natur der Störung aus.

Alle Entwicklungsprozesse und Veränderungen autopoietischer Systeme lassen sich als Umbau ihrer Strukturen beschreiben, durch welche derartige Störungen ausgeglichen und abgewehrt werden und ihre Integrität erhalten bleibt. Die Perturbation ist also stets ambivalent zu bewerten, sie ist Störung und Anregung zur Weiterentwicklung zugleich.[3] Entweder es gelingt, die Perturbationen zu bewältigen, dann geht das Leben weiter, oder aber es gelingt nicht, dann stirbt das lebende System, die Autopoiese endet, die Grenzen lösen sich auf, die Komponenten dissoziieren sich voneinander und verlieren ihre Kopplung.

Man mag sich darüber streiten, ob es sinnvoll ist, das Autopoiesekonzept zur Beschreibung und Analyse von Prozessen und Strukturen in anderen Phänomenbereichen zu verwenden. Feststellen läßt sich aber, daß das organisatorische Muster der Autopoiese auch in anderen Gegenstandsbereichen beschrieben werden kann, in denen der Beobachter mit scheinbar statischen Strukturen konfrontiert ist, die das Ergebnis dynamischer Prozesse sind. Diese Organisationsform dynamischer Systeme nennt Francisco Varela *operationelle* oder *organisatorische Schließung*. Er gibt dafür folgende allgemeine Definition:

„Eine organisatorisch geschlossene Einheit ist als eine zusammengesetzte Einheit durch ein Netzwerk von Interaktionen von Komponenten definiert, die (1) durch ihre Interaktionen rekursiv das Netzwerk der Interaktionen regenerieren, das sie produzierte, und (2) das Netzwerk als eine Einheit in dem Raum realisieren, in welchem die Komponenten existieren, indem sie die Grenzen der Einheit als eine Unterscheidung vom Hintergrund konstituieren und spezifizieren" (Varela 1981, S. 15; eig. Übers.).

Auch die Entwicklung und Aufrechterhaltung psychischer und sozialer Strukturen läßt sich als Resultat operationaler oder organi-

---

3 Im weiteren Verlauf soll hier trotz der beschriebenen Ambivalenz der Einfachheit halber von *Störung* oder *Perturbation* gesprochen werden.

satorischer Schließung erklären. Sie erhalten ihre Grenzen und ihre Integrität als Einheit durch Prozesse, deren Ausgangspunkt und Ergebnis vom Beobachter als identisch beurteilt werden. Der Kybernetiker Heinz von Foerster (1977) nennt das Endresultat solcher, zu einem stabilen Ergebnis führender, „rekursiver Operationen" in Anlehnung an David Hilberts Theorie rekursiver Funktionen einen *Eigenwert* (wenn es sich um einen numerischen Wert handelt), oder eine *Eigenstruktur* (wenn es sich um eine stabile Struktur handelt), oder ein *Eigenverhalten* (wenn es sich um ein stabiles Verhalten handelt). In der Chaos- und Komplexitätstheorie werden solche stabilen Werte oder Muster „Attraktoren" genannt.

Auf biologischer Ebene kann die körperliche Gestalt als solch ein Eigenwert (Eigenstruktur) der biochemischen Prozesse betrachtet werden. Auf psychischer Ebene führt die gemäß den individuellen Strukturen ablaufende Psychodynamik zur Aufrechterhaltung der psychischen Identität, und auf sozialer Ebene sorgt die Kommunikation nach den gegebenen Regeln der Kommunikation dafür, daß die Regeln der Kommunikation durch ihren alltäglichen Vollzug ihre Bestätigung erhalten. Das alle diese Systeme Verbindende ist ihre operationelle Schließung.

Komplexe Systeme wie der Organismus, die Psyche und soziale Systeme lassen sich in ihrer Dynamik am besten durch rekursive Funktionen beschreiben. Sie zeigen, wie in ganz unterschiedlichen Phänomenenbereichen Ordnung aus Chaos und Chaos aus Ordnung entstehen kann.[4]

Phänomenbereiche und Interaktionsbereiche –
Zwischen zusammengesetzten und nicht-zusammengesetzten Einheiten

Wie das Beispiel autopoietischer und operationell geschlossener Systeme zeigt, haben wir es als Beobachter prinzipiell mit zwei Typen von Unterscheidungen zu tun:

---

4 Rekursive Funktionen bilden deshalb auch die Grundlage der sogenannten Chaos-Theorie und auch der Komplexitätstheorie. Beides Wissenschaftsbereiche, die erst entstehen konnten, seit Computer es ermöglichen, rekursive Gleichungen nahezu unbegrenzt oft zu berechnen. Ohne derartige Iterationen würde es nie deutlich, daß sich als Resultat solch rekursiver Operationen stabile Werte ergeben (die bereits erwähnten sog. „Attraktoren", ein Synonym für „Eigenwert").

1. Unterscheidungen, deren Ergebnis *nicht-zusammengesetzte* Einheiten sind. Man könnte sie, der ursprünglichen Wortbedeutung folgend, „Atome" oder „Individuen"[5] nennen, obwohl damit natürlich nicht die Atome im physikalischen oder Individuen im psychologischen Sinne gemeint sind. Es sind Einheiten, die für uns entweder nicht weiter analysierbar sind, weil wir über keine Beobachtungsmethode verfügen, die den Blick in ihr Inneres eröffnen würde, oder aber weil wir aus Gründen der Komplexitätsreduktion unser Beobachtungsfeld begrenzen und sie als nicht-zusammengesetzt behandeln. Wenn wir sie „Elementarteilchen" (oder so ähnlich) nennen, so heißt dies nicht, daß sie *wirklich* die kleinsten Teile der Welt wären, sondern daß wir „so tun als ob ...". In jedem der genannten Fälle bleibt – der Kategorisierung Spencer-Browns gemäß – das *Innere* solch einer von uns als nicht-zusammengesetzt behandelten Einheit (Entität) ein *unmarkierter* Raum, Zustand oder Inhalt.

2. Unterscheidungen, deren Ergebnis *zusammengesetzte* Einheiten sind. Ihre Elemente sind andere zusammengesetzte oder nicht-zusammengesetzte Einheiten. Hier läßt sich, wiederum der ursprünglichen Wortbedeutung folgend, von „Systemen"[6] sprechen. Derartige Einheiten sind für den Beobachter analysierbar, in ihre Bestandteile zerlegbar und theoretisch auch wieder synthetisierbar. Das Ganze resultiert aus der Interaktion der Teile. Bei derartigen Systemen bleibt die *Außen*seite der Unterscheidung (d. h. die Umwelt des Systems) der *nicht-markierte* Raum, Zustand oder Inhalt.

Der Bereich zwischen diesen beiden Typen von Grenzen – der Grenze gegenüber dem unmarkierten Raum, Zustand oder Inhalt *innerhalb* nicht-zusammengesetzter Einheiten („Individuen", „Atome") und der Grenze gegenüber dem nicht-markierten Raum, Zustand oder Inhalt *außerhalb* zusammengesetzter Einheiten – soll im folgenden als *Phänomenbereich* bezeichnet werden (vgl. auch Maturana 1978, S. 246 f.).

Ob etwas als zusammengesetzte oder als nicht-zusammengesetzte Einheit zu betrachten ist, kann niemals losgelöst von den angewendeten Beobachtungsmethoden gesagt werden. Von ihnen hängt ab, welche Phänomene überhaupt unterschieden werden kön-

---

5 Vom griech. *átomos*, „unteilbar", und vom latein. *individuus*, „unteilbar".
6 Vom griech. *syn*, „zusammen", und *hístanai*, „stellen".

nen. Wenn der Beobachter die Grenze zu einer bislang als nicht-zusammengesetzt behandelten Einheit kreuzt, so ist er mit qualitativ andersartigen, neuen Phänomenen konfrontiert. Der Zugang zu ihnen eröffnet sich erst durch die Grenzverletzung und / oder durch neuartige Beobachtungsmethoden.

Betrachten wir zur Illustration den menschlichen Körper: Wenn wir zwischenmenschliche Interaktion betrachten, so können wir die Körper der Interaktionspartner als nicht-zusammengesetzte Einheiten behandeln; die Ganzheit menschliches Individuum verhält sich auf die eine oder andere Art. Durchbrechen wir die Grenze der Haut und schneiden wir einen Menschen auf, so können wir den Körper als zusammengesetzte Einheit (System) und die Organe, die Knochen, das Gehirn etc. als Komponenten ansehen. Um die Organe unterscheiden zu können, bedarf es der Grenzverletzung, aber keiner weiteren Hilfsmittel der Beobachtung. Wir bleiben im selben makroskopischen Phänomenbereich, in dem sich allein durch die Öffnung einer Grenze unserer sinnlichen Wahrnehmung ein neues Territorium eröffnet. So als ob man ein fremdes Land bereist oder in ein unbekanntes Gebäude tritt.

Aus der bis dahin als nicht-zusammengesetzt betrachteten Einheit „ganzer Mensch" ist nun eine zusammengesetzte Einheit geworden. Die Veränderung der Beobachtung bezieht sich lediglich auf räumliche – gewissermaßen „horizontale" – Grenzüberschreitungen, ohne daß sich das Beobachtungsinstrumentarium (unsere sinnliche Wahrnehmung) verändert. Die beobachteten Phänomene und Einheiten sind jedoch von einer anderen Größenordnung, statt menschlichen Verhaltens wird das Verhalten von Organen studiert.

Es gibt aber noch eine zweite Art der Grenzüberschreitung – sozusagen in „vertikaler" Richtung –, bei welcher die Größenordnung der beobachteten Phänomene vom Makroskopischen zum Mikroskopischen wechselt und die Verwendung zusätzlicher, technischer und / oder apparativer Beobachtungsmittel nötig wird. Beim Blick durch ein Mikroskop wird ein mikrobiologischer Phänomenbereich sichtbar, der bis dahin verschlossen war: Im Feinschnitt und nach Färbung lassen sich Zellen, Zelltypen und Gewebeformationen unterscheiden und benennen. Und wenn wir den Beobachtungsmaßstab noch einmal vergrößern und das Innere der Zelle, z. B. die Interaktion von Molekülen, beobachten wollen, so müssen wir biochemische Methoden heranziehen usw.

Ein *Phänomenbereich* läßt sich also zum ersten durch seine Grenzen gegenüber einem nicht-markierten Raum *außen* und einem nicht-markierten Raum *innen* und zum zweiten, untrennbar damit verbunden, durch die jeweils angewandten Beobachtungmethoden definieren. Mit Hilfe dieser Methoden lassen sich jeweils methodenspezifische *Merkmale* der Unterscheidung *beschreiben*. Diese Beschreibungen sagen sowohl etwas über die beobachteten Einheiten wie auch über die angewandten Methoden aus, da die Interaktion zwischen beidem das Phänomen[7] hervorbringt.

Erklären läßt sich die Emergenz der beobachtbaren Eigenarten zusammengesetzter Einheiten – wenn man vom Einfluß der Beobachtung abstrahiert – durch die Interaktion der sie bildenden Komponenten. Die Eigenarten einer Zelle zum Beispiel lassen sich auf die Charakteristika der Interaktion der sie bildenden Moleküle zurückführen. Moleküle sind hier die Komponenten des Systems Zelle. Studieren wir dieses System, so liegt der beobachtete Phänomenbereich zwischen der „Innenseite" der Grenze der Zelle und der „Außenseite" der Grenze der Moleküle. Die Eigenarten eines Organismus lassen sich analog auf die Charakteristika der Interaktion der ihn bildenden Zellen zurückführen. Zellen sind Komponenten des Systems Organismus. Der beobachtete Phänomenbereich liegt zwischen der „Innenseite" der Grenze des Organismus und den Außenseiten der Grenzen der Zellen. Der Begriff Phänomenbereich kann ganz allgemein synonym mit „Interaktionsbereich der Komponenten eines beobachteten zusammengesetzten Systems" verwendet werden (siehe Abb. 9).

Benutzen wir als Beobachter die Sprache, um die von uns unterschiedenen Phänomene zu beschreiben, besteht stets die Gefahr, daß die verschiedenen Phänomenbereiche nicht hinreichend unterschieden werden. In den verwendeten Begriffen wird meist nicht deutlich, welcher Phänomenbereich gerade bezeichnet wird, so daß verschiedene Abstraktionsgrade miteinander vermischt werden. Der Sprachphilosoph John R. Searle (1992, S. 29) illustriert diese Gefahr immer wieder am Beispiel des Wassers: Wenn wir die Eigenschaften des Wassers (als zusammengesetzter Einheit) als „flüssig", „durchsichtig" und „naß" bezeichnen, so können wir dies nicht auf die Eigenschaften der einzelnen, das Wasser bildenden Elemente

---

7 Vom griech. *phaínein*, „sich zeigen, erscheinen, gesehen werden".

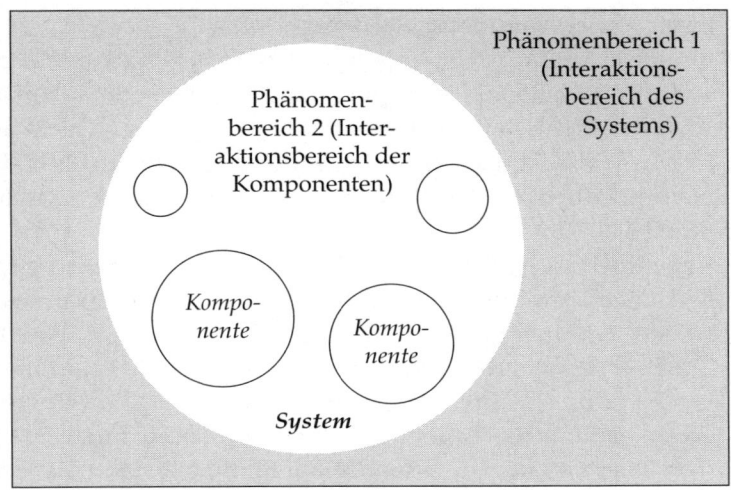

Phänomenbereiche

Abb. 9

(die Wassermoleküle) zurückführen; es dürfte daher auch nicht sehr
nützlich sein, die Begriffe, die zur Charakterisierung der Ganzheit
geeignet sind, zur Bezeichnung der Komponenten zu verwenden
und zu sagen, Wassermoleküle seien naß, durchsichtig oder flüssig.
Es geht also darum, eine Terminologie zu (er-)finden, welche die
Phänomenbereiche unterscheidet, um nicht durch einen verworre-
nen Sprachgebrauch Konfusionen zu erzeugen.

Bezogen auf die Begriffe *Krankheit* und *Gesundheit* heißt dies, daß
wir sehr genau reflektieren müssen, welche Phänomenbereiche wir
mit welchen Mitteln beobachten. Wir müssen uns vor allem der
prinzipiellen Problematik bewußt sein, wenn wir Begriffe aus einem
organmedizinischen Kontext auf einen anderen Phänomenbereich
übertragen und, zum Beispiel, von psychischer Krankheit oder
Gesundheit, einer gesunden oder kranken Familie, Gesellschaft
usw. sprechen. Und umgekehrt besteht die Gefahr, im organmedizinischen Bereich Vorstellungen, die aus der zwischenmenschlichen
Interaktion abgeleitet sind, auf einen fremden Phänomenbereich zu
übertragen, in dem sie nicht angemessen sind. Dies dürfte beispielsweise der Fall sein, wenn Infektionskrankheiten nach dem Modell
kriegerischer Invasionen konzeptualisiert werden.

Medien – Lose und fest gekoppelte Elemente

Die bislang eingeführte Unterscheidung zwischen markiertem und nicht-markiertem Raum, Beobachter und beobachtetem System, sowie unterschiedlichen Phänomenbereichen reichen noch nicht aus, um eine Krankheits- und Therapietheorie zu entwickeln. Es bedarf theorietechnisch (zumindest) noch der Unterscheidung zwischen Form und Medium.

Sie wurde von Niklas Luhmann in die systemtheoretische Diskussion eingeführt. Er folgt damit einer Idee Fritz Heiders in seiner Theorie der Wahrnehmung. Heider weist darauf hin, daß wir nicht nur Dinge erkennen, die wir mit unserer Haut berühren, sondern vieles allein durch Vermittlung wahrnehmen können. „Wir sehen zum Beispiel durch den Äther ferne Sterne; wir hören durch die Luft den Ton einer Glocke; wir erkennen am Barometerstand die Höhe des Luftdrucks; wir erkennen an den Ausdrucksbewegungen Psychisches und sehen durch die Augen in die Seele eines Menschen"; wir erkennen aus Schriftzügen Gedanken usw. (Heider 1926, S. 109).

Es dürfte deutlich sein, daß Heider den Begriff des Mediums funktionell definiert: Medium ist alles, was den beobachteten Gegenstand mit dem Beobachter verbindet. Das können Luft oder Wasser, Sprache oder ein Beobachtungsinstrument wie das Barometer sein; aber auch die „Medien" (Presse, Funk und Fernsehen etc.) im heute gebräuchlichen umgangssprachlichen Sinne. Medium ist, was den Kontakt zwischen dem Gegenstand der Beobachtung und dem Beobachter vermittelt, wo eine direkte körperliche Berührung oder Interaktion, ein direktes „Begreifen" oder „Schmecken" etc. nicht gegeben ist. Der Begriff des Mediums umfaßt also auch die Phänomene, die wir Zeichenprozesse nennen. Medium kann alles sein, was Unterschiede, die wir im allgemeinen der untersuchten Einheit als Eigenschaften zuschreiben, so vermittelt, daß sie für den Beobachter sinnlich wahrnehmbar werden. Das Medium ist ein Phänomenbereich, in dem „Unterscheidungen zweiter Ordnung" (im Sinne Spencer-Browns) stattfinden.

Das Medium sorgt in der Interaktion mit dem Beobachter für dessen „Störung" (Perturbation). Nicht der betrachtete Gegenstand (z. B. eine Faust) interagiert direkt mit dem Auge, sondern das Licht (das Medium), das von ihm reflektiert wird. Und falls doch ein Gegenstand (z.B eine Faust) direkt mit dem Auge interagiert, so sind

50

die damit verbundenen Sensationen ganz anderer Art als beim Betrachten des Gegenstands.

Was unterscheidet nun ein Ding vom Medium? Ein Tuch, das über eine Statue geworfen ist, wirkt als Medium, da der Beobachter, wenn er es abtastet, die Umrisse der Statue durch es erfühlen kann. Doch im Prinzip lassen sich Tuch wie Statue als Dinge, als zusammengesetzte Einheiten betrachten. Der Unterschied zwischen beiden besteht darin, daß das Tuch sich „außenbedingt" in seiner Form der Statue anpaßt, während die Statue „innenbedingt" ihre Form in der Interaktion zwischen Tuch und Statue bewahrt. Das Tuch ist relativ weicher und flexibler als die Statue. Die Elemente des Tuchs als zusammengesetzter Einheit sind anders – lockerer – miteinander gekoppelt, als die Elemente der Statue.

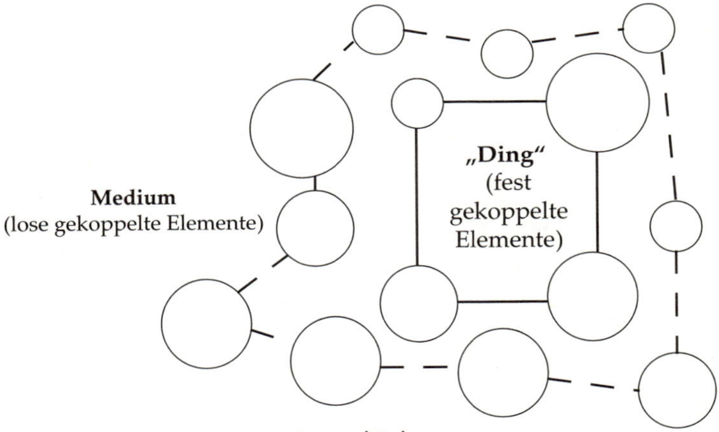

Medium
(lose gekoppelte Elemente)

„**Ding**"
(fest gekoppelte Elemente)

Form und Medium

Abb. 10

Diese Heidersche Konzeptualisierung überträgt Luhmann nun auf systemtheoretische Fragestellungen und unterscheidet statt zwischen Ding und Medium zwischen Form und Medium. „Medium ist in diesem Sinne jeder lose gekoppelte Zusammenhang von Elementen, der für Formung verfügbar ist, und Form ist die rigide Kopplung eben dieser Elemente, die sich durchsetzt, weil das Medium keinen Widerstand leistet. Die Unterscheidung setzt im Bereich des Mediums identifizierbare Elemente (insofern also wiederum Form) voraus und unterscheidet sich dadurch vom alteuropäischen Begriff der (von sich her gänzlich unbestimmten) Materie. Das Medium muß (digital) eine gewisse Körnigkeit und (analog) eine gewisse Viskosität aufweisen. Es muß außerdem in der Bindung durch eine Form als Medium erhalten bleiben, wenngleich es durch die Form gewissermaßen ‚deformiert' wird" (Luhmann 1990, S. 53).

Durch das Konzept des Mediums lassen sich die Begriffe der zusammengesetzten und nicht-zusammengesetzten Einheiten weiter differenzieren. Die Unterscheidung zwischen „zusammengesetzt" und „nicht-zusammengesetzt" wird in ein Kontinuum aufgelöst, in dem miteinander interagierende Elemente unterschiedlich stark aneinander gebunden sein können. Auf der einen Seite des Spektrums steht im Idealfall eine unstrukturierte Menge ungebundener, nicht miteinander gekoppelter, d. h. nicht interagierender und sich gegenseitig nicht beeinflussender, Einheiten. Als Gesamtheit läßt sich ihr Verhalten durch statistische Zusammenhänge beschreiben. Auf der anderen Seite besteht eine rigide gekoppelte, zusammengesetzte und strukturierte Einheit, in der die Elemente sich nicht unabhängig voneinander bewegen können. Und zwischen diesen beiden Extremen gibt es alle denkbaren Aggregatzustände von „fest" über „viskös", „dünnflüssig" zu „gasförmig". Die so gebildeten zusammengesetzten Einheiten sind unterschiedlich stabil. In der Interaktion miteinander bilden die relativ loser gekoppelten Einheiten das Medium für die relativ fester gekoppelten Einheiten.

Die Bedeutung und Wirkung von Medien für die Konstruktion von Wirklichkeit und für Kommunikation wird deutlich, wenn wir die Sprache als Medium betrachten. Die Art von Einheiten, aus denen sie besteht (Worte, Sätze, Texte), ist in vielfältiger Weise kombinierbar. Daher ist sie ein Medium, mit dessen Hilfe die unterschiedlichsten Inhalte vermittelt werden können. Aber – und hier kann ein Problem entstehen – alles, was durch Sprache dargestellt wird, wird durch die Struktur der Sprache, ihre Grammatik, die Grob- oder Feinkörnigkeit ihrer Begriffe, ihre Syntax mitgestaltet. Eine bildliche Darstellung als Medium prägt ihrem Gegenstand zwangsläufig andere Merkmale auf als eine sprachliche.

Die ins Spiel gebrachten Medien gestalten alle Erkenntnisprozesse mit. Auch Beobachtungsinstrumentarien (vom Mikroskop zum Positronen-Emissions-Tomographen) müssen ihrer Funktion entsprechend als Medien gewertet werden. Und wenn wir das Konzept des Mediums konsequent verwenden, so können auch menschliche Verhaltensweisen als Medium für psychische Prozesse, körperliche Abläufe als Medium für soziale Formbildungen usw. betrachtet werden.

Härtere und weichere Realitäten

Die Begriffe lose und fest gekoppelte Elemente suggerieren, es handele sich dabei um absolute, kontextunabhängige Eigenschaften zusammengesetzter Einheiten. Ob Elemente lose oder fest gekoppelt sind und ob es sich um „Ding" oder „Medium" handelt, hängt bei genauerer Betrachtung jedoch nicht allein von der internen Struktur solch einer zusammengesetzten Einheit ab, sondern vom jeweiligen interaktionellen Kontext. Wo immer zwei zusammengesetzte Einheiten A und B miteinander in Interaktion treten, gibt es prinzipiell drei Möglichkeiten:

1. Die Elemente von A erweisen sich im Verlaufe der Interaktion als fester gekoppelt als die von B, d. h. A ändert seine Struktur weniger als B, im Extremfall verliert B seine Kohärenz als zusammengesetzte Einheit und löst sich in seine Bestandteile auf.

2. Die Elemente von B erweisen sich im Verlaufe der Interaktion als fester gekoppelt als die von A, d. h., B ändert seine Struktur weniger als A, im Extremfall verliert A seine Kohärenz als zusammengesetzte Einheit und löst sich in seine Bestandteile auf.

3. Im Verlaufe der Interaktion erweisen sich weder die Elemente von A als fester gekoppelt als die von B, noch die Elemente von B als fester gekoppelt als die von A, d. h., beide ändern oder bewahren ihre Struktur in gleichem Maße.

Ein banales Beispiel aus dem Alltag: Wenn zwei Autos zusammenstoßen, stellt sich stets die Frage, welches der beiden – relativ gesehen – Form und welches Medium ist, d. h. wessen Elemente fester gekoppelt sind und welches sich in seine Bestandteile auflöst oder seine Form der Form des anderen anpaßt.

In den beiden ersten Fällen kann die jeweils relativ loser gekoppelte Einheit als Medium für die relativ fester gekoppelte Einheit betrachtet werden. Im dritten Fall verändern sich die Einheiten gegenseitig gleich stark (zwei Autos der gleichen Marke ...). Der Klarheit halber sei allerdings hinzugefügt, daß sich für den Beobachter im allgemeinen kaum feststellen läßt, ob zwei solcher zusammengesetzten Einheiten exakt die gleichen Veränderungen durchmachen. Prinzipiell ist aber auch diese Möglichkeit anzunehmen.

In einer anderen Konzeptualisierung und Terminologie (Simon 1990, S. 48 ff.) läßt sich sagen, daß diejenige Einheit, welche der anderen in der Interaktion mehr Widerstand entgegensetzt und ihre Struktur besser bewahrt, d. h. weniger interne Relationen zwischen seinen Komponenten verändert, über die härtere Realität[8] verfügt: Sie bleibt gewissermaßen in ihrer „Dinglichkeit" während der Interaktion in größerem Maße erhalten; sie ist rigider, weniger flexibel,

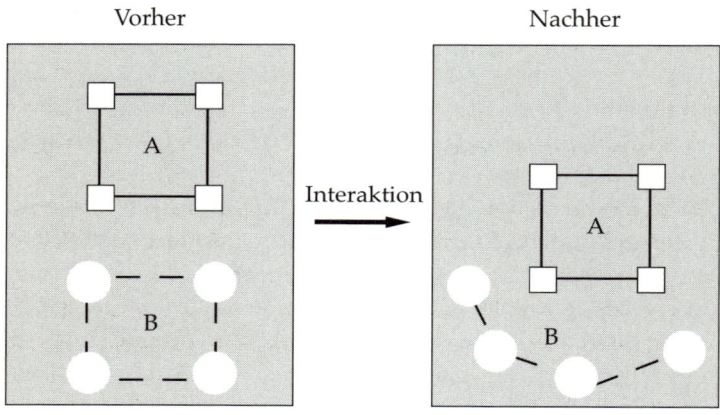

Härte und Weichheit

Abb. 11

und sie wird weniger verformt. Bei den hier verwendeten Begriffen ist es wichtig zu betonen, daß sie als Beschreibung und nicht als Bewertung zu verstehen sind. Weder soll Flexibilität positiv noch Rigidität negativ (oder umgekehrt) verstanden werden (außer bei Autos, natürlich). Wie sie im konkreten Einzelfall zu bewerten sind, hängt von der jeweiligen Beobachtungsperspektive ab.

Ob ein System als Medium für ein anderes fungiert, hängt also davon ab, ob es sich in seiner Struktur stärker als das mit ihm in

8 Der Begriff „Realität" ist hier bewußt wegen seiner Herkunft aus dem Lateinischen und seiner ursprünglichen Bedeutung gewählt: lat. res, „Ding, Sache".

Interaktion stehende andere System verändert. Die Frage, was „Ding" und was „Medium" ist, was „Zeichen" und was „Bezeichnetes", was „erste" und was „zweite Unterscheidung", gewinnt ihre Bedeutung, wenn wir die Interaktion komplexer, strukturell gekoppelter Systeme betrachten, die sich im Laufe ihrer gemeinsamen Geschichte gegenseitig stören (perturbieren) und gegenseitig ihre Struktur verformen, was sie potentiell füreinander zum Medium macht.

Im Rahmen einer umfassenden Krankheitstheorie ergibt sich dabei die Frage, ob die Realität psychischer Strukturen härter oder weicher ist als die organischer, ob soziale Strukturen weicher oder härter sind als psychische, organische Strukturen härter oder weicher als soziale. Wahrscheinlich ist diese Frage nicht allgemein zu beantworten, weil es in jedem der genannten drei Bereiche Strukturen geben dürfte, deren Elemente relativ fester gekoppelt sind als die der beiden anderen. Entscheidend ist, auch im Blick auf therapeutische Möglichkeiten, welche konkreten Strukturen sich unter welchen Bedingungen, wann und wie und wo, als jeweils weicher oder härter in der Interaktion miteinander erweisen. Lassen sich beispielsweise durch soziale Heilungsrituale oder ein therapeutisches Gepräch organische Prozesse beeinflussen? Bewirkt der „böse Blick" oder eine charakteristische, mit ihm verbundene psychische Dynamik die Ausbildung organischer Symptome? Wie kann das Durchstechen einer Puppe zum (Voodoo-)Tod dessen führen, der durch die Puppe dargestellt ist? Und wenn das so ist, wie läßt es sich erklären?

Soziale, psychische und organische Systeme

Auf der abstrakten Ebene ihrer Organisation lassen sich Ähnlichkeiten zwischen organischen, psychischen und sozialen Systemen feststellen: Sie alle können als selbstorganisierte, autonome, operational geschlossene, zusammengesetzte Einheiten betrachtet werden. Was sie unterscheidet, ist die phänomenale Qualität der sie bildenden Elemente.

In der Biologie ist die Unterscheidung Teil/Ganzes und ihre Zuordnung zu unterschiedlichen Phänomenbereichen relativ einfach: Zellen als autopoietische Systeme erster Ordnung werden von einem Netzwerk von Interaktionen von Molekülen gebildet. Die Merkmale der Interaktionen von Molekülen, d. h. die durch sie erzeugten Phänomene, unterscheiden sich qualitativ von den Merkmalen der Interaktionen von Zellen; und die jeweils entstehenden

Einheiten gehören zu unterschiedlichen Phänomenbereichen. Organismen als autopoietische Systeme zweiter Ordnung werden von einem Netzwerk von Interaktionen von Zellen gebildet. Die Merkmale der Interaktionen von Zellen, d. h. die durch sie hervorgebrachten Phänomene, unterscheiden sich qualitativ von den Merkmalen der Interaktionen von Organismen, und die durch die Interaktion emergent entstehenden Einheiten gehören zu einem anderen Phänomenbereich. Um die Operationen und Interaktionen von Zellen beobachten zu können, muß man andere Beobachtungsmethoden anwenden und andere Grenzen durchdringen, als wenn man die Operationen und Interaktionen von Organismen beobachten will. Zellen und Organismen sind autopoietische Systeme, insofern sie sich durch das Netzwerk der Interaktionen ihrer *Komponenten* (Moleküle, Zellen) jeweils selbst (re-)produzieren.

Weit schwieriger ist die Frage nach den Elementen zu beantworten, deren Interaktionen soziale Systeme schaffen. Für die vorliegende Untersuchung und ihren Zweck erscheint es günstig, eine einheitliche Konzeptualisierung zu verwenden, die sowohl in der Biologie, der Psychologie wie auch der Soziologie verwendet werden kann und derselben Logik einer Hierarchie zusammengesetzter und nicht-zusammengesetzter Einheiten bzw. Phänomenbereiche folgt. Es liegt nahe und entspricht Alltagsvorstellungen, konkrete Menschen oder Gruppen von Menschen als die Komponenten zu identifizieren, deren *Netzwerk von Interaktionen* soziale Systeme konstituieren.

Einer solchen Konzeptualisierung widerspricht Niklas Luhmann (1984), wenn er *Kommunikationen* als die *Elemente* sozialer Systeme identifiziert. Der „ganze Mensch" ist für ihn lediglich eine Umwelt des sozialen Systems. Er ist zwar notwendig, determiniert aber das Verhalten des sozialen Systems nicht. Diese Funktion des ganzen Menschen für das soziale System ist der des Sauerstoffs für den Organismus vergleichbar: Er ist zwar überlebensnotwendig, bestimmt aber dessen Verhalten ebenfalls nicht in einer geradlinig-kausalen Weise.

Hier scheint es sinnvoll, einerseits zwischen autopoietischen Systemen bzw. den Elementen autopoietischer Systeme, d. h. den *Prozessen* bzw. den *Elementen* von *Prozessen*, und andererseits den durch derartige Prozesse hervorgebrachten, gegenüber ihrer Umwelt abgegrenzten (emergenten) *Einheiten* zu unterscheiden. Die Zuschreibung der Eigenschaften „zusammengesetzt" bzw. „nicht-zusammengesetzt" zu diesen Einheiten erfolgt stets durch einen

Beobachter, der dadurch die Grenzen eines von ihm beobachteten Phänomenbereichs festlegt. Was *innerhalb* der nicht-zusammengesetzten Einheit und *außerhalb* der zusammengesetzten Einheit geschieht, wird anderen Phänomenbereichen zugeordnet. Die Unterscheidung zusammengesetzt / nicht-zusammengesetzt ist also ein Merkmal der Beobachtung, nicht des beobachteten Prozesses.

Autopoietische Systeme bleiben in ihrer Kohärenz nur erhalten, solange die (rekursiven) Prozesse ihrer Selbsterhaltung funktionieren. Auf körperlicher Ebene heißt dies beispielsweise, daß der Körper seine Integrität nur erhält (d. h. überlebt), solange das Netzwerk der Interaktionen seiner Komponenten aufrechterhalten bleibt (der Stoffwechsel). Die *Elemente* dieses *Netzwerks* von *Interaktionen von Zellen* sind aber nicht Zellen, sondern *Interaktionen von Zellen*. Es sind, wenn man es kommunikationstheoretisch faßt, Kommunikationen zwischen Zellen. Im selben Sinne sind einzelne Menschen zwar die Komponenten, deren Netzwerke von Interaktionen soziale Systeme produzieren, *nicht* aber die Elemente des Prozesses der Autopoiese sozialer Systeme.

Das Verständnis des einzelnen, „ganzen" Menschen als *Umwelt* des sozialen Systems ist daher mit der Hierarchisierung von Phänomenbereichen bzw. nicht-zusammengesetzten und zusammengesetzten Einheiten kompatibel: Wenn das soziale System als zusammengesetzte und die einzelnen Menschen als nicht-zusammengesetzte Einheiten betrachtet werden, so erfolgen die Interaktionen zwischen Menschen in dem Raum außerhalb der Grenzen der einzelnen Menschen, aber innerhalb der Grenzen des sozialen Systems. Zwischenmenschliche Interaktionen sind Teil der Umwelt der Individuen. Und umgekehrt: Wenn Interaktionen oder Kommunikationen als die Elemente sozialer Systeme definiert sind, können Menschen niemals Elemente sozialer Systeme sein. Wenn zwei Menschen miteinander reden, so ist keiner der Gesprächspartner ein Element des Dialogs. Die „ganzen" Interaktionspartner und Kommunikationsteilnehmer, welche durch ihre Operationen die Elemente des Prozesses „soziales System" (Interaktionen, Kommunikationen) herstellen, sind für das soziale System selbst nicht transparent; daher bleiben deren internen psychischen und organischen Strukturen und Prozesse Umwelt des sozialen Systems.

Zur Entstehung eines sozialen Systems bedarf es also – als Umweltvoraussetzung – einer Anzahl von Individuen, die miteinander in Interaktion und Kommunikation treten. Was die verschiedenen sozialen Systeme unterscheidet, ist die Qualität und die raum-zeitliche *Organisation* der sie bildenden Interaktionen und Kommunikationen. Über die Zeit erhalten bleiben deren charakteristische Muster, welche das jeweils aktuelle System von anderen unterscheiden.

Das beste Modell, um die Unterschiede und Gemeinsamkeiten zwischen verschiedenen sozialen Systemen zu erfassen, dürfte das des *Spiels* sein. Die Spielregeln begrenzen das Netzwerk der vorgeschriebenen, erlaubten und verbotenen Verhaltensweisen und Interaktionen. Wer mitspielen will, muß sich in seinem Verhalten an den jeweiligen Spielregeln orientieren.[9] Die Spieler – als „Komponenten", deren Netzwerk von Interaktionen das konkrete Spiel bildet – sind austauschbar; sie sind Umwelt des Spiels, denn das Spiel (Schach, zum Beispiel) besteht *nicht* aus den Spielern, sondern aus den aneinander anschließenden synchronen und diachronen Spielzügen. Die Begriffe „soziales System" und „Spiel" können daher synonym verwendet werden.

Ganz analog unterscheiden sich die verschiedenen Arten und Gattungen von Organismen – Hunde, Katzen, Maikäfer, Bakterien und Menschen – durch ihre die Zeit überdauernde *Organisation* der sie bildenden Prozesse, d. h. die unterschiedlichen *raum-zeitlichen Muster der Interaktion ihrer Zellen*. „Organisation" bezeichnet also ein abstraktes Schema von räumlichen und zeitlichen Relationen von Operationen. Diese Operationen stellen die Produktion derjenigen Merkmale sicher, welche der Beobachter als identitätsstiftend für das konkrete Lebewesen bzw. die jeweilige Klasse von Lebewesen unterscheidet. Würde aus einem Hund plötzlich eine Katze werden, so hätte sich die Organisation des betreffenden Systems geändert. Die konkreten Komponenten des Systems können hingegen erneuert werden, ohne daß sich die Identität des Systems verändern würde. Die Zellen sind – wie die Mitspieler in einem Spiel – austauschbar; entscheidend für das Überleben des Organismus ist, daß die notwendigen Funktionen in einer spezifischen raum-zeitlichen Abfolge (Organisation) überhaupt von Zellen übernommen werden.

Um terminologische Verwirrungen zu vermeiden, muß also zwischen der *Organisation* und der *Struktur* autopoietischer Systeme

---

9 Zur genaueren Unterscheidung zwischen Spielregeln, präskriptiven und deskriptiven Regeln siehe von Wright (1963), vgl. auch Simon (1993, S. 33 ff.)

unterschieden werden. „Dieses Wort [Struktur, Anm. F.B.S.] kommt vom lateinischen *struere* ,bauen' und bezieht sich auf die Prozesse der Bildung einer zusammengesetzten Einheit wie auch deren Bestandteile. Es bezeichnet somit die *konkreten Bestandteile und Relationen* [Hervorhebung F. B. S], wie diese beim Aufbau einer konkreten zusammengesetzten Einheit zusammenwirken müssen" (Maturana 1978, S. 241).

Ein autopoietisches System ist immer konkret im Hier und Jetzt beobachtbar. Seine Organisation ist abstrakt, sie wird aus der Beobachtung des konkreten Systems über die Zeit hin abgeleitet (bzw. konstruiert), was stets Abstraktion durch den Beobachter voraussetzt.

Die Beziehung zwischen sozialen Systemen und Organismen stellt sich in dieser Konzeptualisierung folgendermaßen dar: Für das System Organismus ist der Bereich menschlicher Interaktion und Kommunikation Umwelt. Solange ein Individuum innerhalb eines sozialen Systems agiert, sorgt es durch sein Verhalten aber dafür, daß die abstrakte Organisation, d. h. die Spielregeln des Systems, sich nicht ändern (oder eben doch). Was die Zeit überdauert oder sich entwickelt, ist – analog zum Organismus – das abstrakte Muster, die Menge der Regeln, nicht jedoch das konkrete System.

Wenn wir uns nun, nach der Abgrenzung der Begriffe „Struktur" und „Organisation" für Biologie und Soziologie, dem psychischen Phänomenbereich zuwenden, wird deutlich, auf welch unsicherem und weichem Grund sich die Psychologie bewegt. Welches könnten die Komponenten sein, deren Netzwerk von Interaktionen die „Psyche" hervorbringt? Gedanken, Emotionen, Wahrnehmungen, Urteile ...? Welches ist der Phänomenbereich, in dem wir derartige Ereignisse beobachten können, und wodurch ist er begrenzt? Und welches sind die Beobachtungsinstrumentarien, die wir dazu brauchen? Die Seele hat kein quasi-dingliches „zusammengesetztes" oder „nicht-zusammengesetztes" Substrat, dessen Operationen wir direkt studieren könnten. Auch eine schöne Seele kann man nicht küssen. Was ist es also, was wir tatsächlich beobachten?

Versuchen wir, uns dem Problem wiederum von einer Theorie des Beobachters her anzunähern. Im Unterschied zu Organismen und sozialen Systemen sind psychische Phänomene keiner *direkten* gemeinsamen Beobachtung durch mehrere Beobachter zugänglich. Die Operationen einer Zelle oder eines menschlichen Individuums lassen sich „objektivieren", wenn und weil sie außerhalb der körperlichen Grenzen *mehrerer* Beobachter stattfinden. Der beobachtete Phänomenbereich ist ihnen allen in vergleichbarer Form zugänglich, so daß es möglich wird, über die *Beschreibung* der beobachteten Phänomene einen interpersonellen Konsens herzustellen. Subjekt und Objekt der Beobachtung können weitgehend getrennt werden. Es ist die oben erwähnte Unterscheidung zwischen beobachtetem Phänomen und Beobachter, welche auch der Arzt-Patienten-Beziehung zugrunde liegt. Ein einzelner Mensch mag zwar nicht in der Lage sein, sich selbst bei einer Operation auf den Herzbeutel zu schauen, aber andere können es. Er bzw. die innerhalb der Grenzen seines Körpers ablaufenden Prozesse lassen sich mit Hilfe geeigneter Instrumentarien zum Objekt von Beobachtung machen, so daß es möglich wird, (fremdreferentielle) Aussagen über diesen Phänomenbereich zu machen, die sich konsensuell validieren bzw. falsifizieren lassen.

Ganz anders verhält es sich bei psychischen Phänomenen: Sie sind *ausschließlich* der Selbstbeobachtung zugänglich. Hier zeigt sich das Selbstreferenzproblem der Beobachtung von seiner anderen Seite. Es gibt für jeden Menschen einen privilegierten, nur ihm zugänglichen Beobachtungsbereich: sein Erleben, sein Fühlen, Denken etc. Im Klartext heißt dies, daß sich *alle* Empfindungen, vom Liebesgefühl bis zum Magendrücken, von der Angst bis zum Schmerz, von der Wahrnehmung bis zum diskursiven Denken, kurz gesagt: alle subjektiv beobachtbaren Ereignisse, als Phänomenbereich „Psyche" gegenüber den Phänomenbereichen „Körper" und „Kommunikation" abgrenzen lassen. Dabei können körperliche und kommunikative Prozesse ein psychisches Korrelat haben, sie müssen aber nicht.

Die Erfahrung, daß das eigene Erleben, Denken und Fühlen von anderen, d. h. von *außen*, nicht direkt wahrgenommen werden kann, führt zur Konstruktion einer Entität *innen*, in welcher all die privat beobachteten Ereignisse lokalisiert werden können. Es ist gewissermaßen die *Vergegenständlichung* der Unterscheidung zwischen Phänomenen, die nur der Selbstbeobachtung zugänglich sind, und Phänomenen, die auch (oder nur) der Fremdbeobachtung zugänglich sind. Die Objektivierung der Psyche als imaginärer Entität läßt sich dadurch erklären, daß die Erfahrung dieser Perspektiv-Differenz von den meisten Menschen geteilt wird (– nicht von allen: Es gibt Personen, welche das Gefühl äußern, ihre Gedanken würden sich ausbreiten und könnten von anderen unmittelbar gelesen werden; dies wird in unserem Kulturkreis allerdings im allgemeinen als Symptom einer Geisteskrankheit gewertet). Ist diese aus der Beoachtungsperspektive resultierende Unterscheidung erst einmal verdinglicht, so ist es nur logisch, dieses Objekt, genannt „Seele", innerhalb der Grenzen der Haut zu plazieren – je nach historisch aktueller „wissenschaftlicher" Mode im Zwerchfell[10], im Herzen oder im Gehirn. Und dieses Ding kann man dann, wie andere Dinge, verlieren oder verkaufen (an den Teufel zum Beispiel), und es kann dann möglicherweise auch wandern oder länger leben als seine Verpackung, sein Behälter: der Körper.

Die Entstehung all dieser Konstrukte läßt sich durch die Logik menschlicher Beobachtung, das Unterscheiden und Bezeichnen, erklären. Wichtig ist aber, wenn wir nach einer systemischen Definition von Psyche suchen, im Bewußtsein zu behalten, daß die traditionelle wissenschaftliche Selbst-Objekt-Unterscheidung fragwürdig wird, wenn Aussagen über Phänomene gemacht werden, die nur einem einzelnen Subjekt zugänglich sind, das sich selbst beobachtet. Das beobachtende Subjekt müßte sich von dem zu beobachtenden Objekt, der Psyche, unterscheiden lassen (was nicht so einfach ist). Insofern erscheint es theorietechnisch günstiger, gleich den Bereich subjektiver Phänomene gegenüber dem (theoretisch) objektivierbarer abzugrenzen und als Psyche zu definieren.

Auch aus den rekursiven, sich schließenden Operationen der Psyche, d. h. der Gesamtheit der subjektiv beobachtbaren Ereignisse und Zustände, kann ein Eigenwert, eine Eigenstruktur resultieren.[11] Dem (Selbst-)Beobachter wird der Eindruck der Beständigkeit ihrer Struktur vermittelt, wenn er in seiner Beobachtung zwischen aufeinander folgenden Zeitpunkten keinen Unterschied feststellt. Wie beim sozialen System ist es die Konstanz der Organisation dynami-

10 So verweisen die Begriffe Schizophrenie, Hebephrenie, Oligophrenie usw. auf die griechische Vorstellung, der Sitz der Vernunft sei das Zwerchfell (wahrscheinlich, weil es beim Lachen so stark beansprucht wird): griech. *phrén*, „Zwerchfell, Geist, Gefühl, Gesinnung".
11 Niklas Luhmann (1984) sieht psychische Systeme als operationell geschlossene Bewußtseinssysteme. Eine solche Definition ist von der hier vorgeschlagenen umfaßt; sie ist jedoch enger und basiert nicht auf der Unterscheidung zwischen lediglich subjektiv und interpersonell beobachtbaren Phänomenen.

scher Abläufe, welche zur Zuschreibung von Identität und Statik zu den beobachteten Phänomenen führt. Überhaupt erscheint die Analogie zum sozialen System gut geeignet, psychische Prozesse zu beschreiben. In beiden Fällen handelt es sich um die synchron und diachron geordnete Dynamik von Ereignissen – von inneren oder äußeren Verhaltensweisen und Interaktionen –, denen Bedeutung zugeschrieben wird. Betrachtet man soziale Systeme als Spiele, so lassen sich psychische Prozesse als so etwas wie interne (vielleicht auch internalisierte) Spiele betrachten. Die Elemente des Systems Psyche sind psychische Operationen, so etwas wie interne Spielzüge.

Offen ist nun aber noch – wenn wir der vorgeschlagenen Systematik folgen wollen – die Frage, welches denn die *Komponenten* sind, deren Netzwerk von Interaktionen die Poiesis des Systems Psyche betreibt. Die hier vorgeschlagene Antwort lautet: Es gibt nur *eine* Komponente, allerdings in unterschiedlichen Zuständen und Formen zu unterschiedlichen Zeitpunkten – den ganzen Menschen als zusammengesetzte und nicht-zusammengesetzte Einheit. Psychische Systeme entstehen in der Interaktion und Kommunikation eines lebenden Systems mit sich selbst. Die Medien dieser Kommunikation sind der Organismus und das soziale System. Psychische Strukturen entstehen, so läßt sich zusammenfassen, in einem selbstreferen-tiellen Prozeß, bei dem das Individuum sich selbst Botschaften und Mitteilungen gibt – über sich selbst und die Welt; und diese Botschaften finden ihren Weg zurück über die Vermittlung körperlicher und sozialer Prozesse (siehe Abb. 12).

Wenn wir eine Theorie der Krankheit und Therapie entwickeln wollen, so haben wir es mit Phänomenen in den drei genannten Bereichen zu tun – dem organischen, dem sozialen und dem psychischen –, die sich alle drei als operationell geschlossene Systeme betrachten und gegeneinander abgrenzen lassen. „Operationell geschlossen" bedeutet zwar, daß sie alle drei autonom und strukturdeterminiert funktionieren, nicht aber, daß sie sich nicht gegenseitig beeinflussen könnten und würden. Ihre Interaktion miteinander und ihre sich gegenseitig jeweils verändernde oder bestätigende Wirkung ist am besten im Sinne der „strukturellen Kopplung" (Maturana 1978, S. 243) und wechselseitigen Störung (Perturbation) zu konzeptualisieren: Alle drei Systeme sind füreinander Umwelten; sie entwickeln sich, miteinander verbunden, im Laufe ihrer

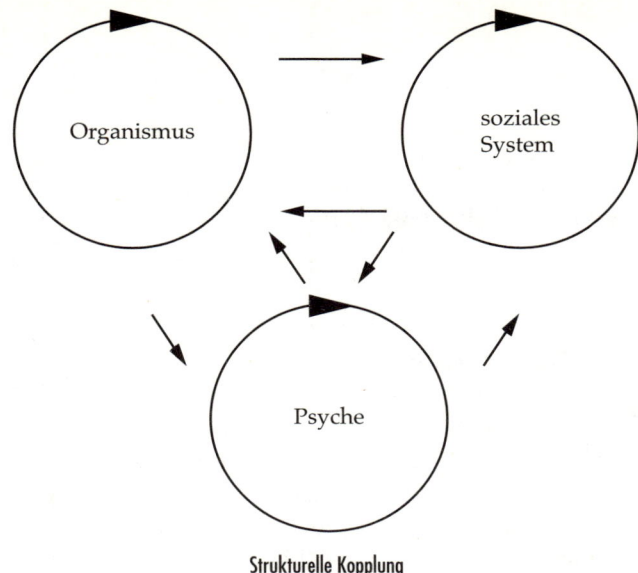

Strukturelle Kopplung

Abb. 12

gemeinsamen Interaktionsgeschichte. Psychische Ereignisse können dabei bestätigend oder störend auf organische und / oder soziale Prozesse wirken; organische Ereignisse können bestätigend oder störend auf soziale und / oder psychische Prozesse wirken; und soziale Ereignisse können bestätigend oder störend auf psychische und / oder organische Prozesse wirken.

Im Extremfall können sie eine destruktive, die Kohärenz des jeweils anderen Systems auflösende Wirkung haben; es kann aber auch sein, daß sie gar keine die Grenzen des jeweiligen „Nachbar"-Systems überschreitenden Effekte zeigen. Welches System welches System mehr beeinflußt, welches zum Medium für welches wird, hängt davon ab, welches über die härtere Realität verfügt, d. h. *wessen Elemente fester gekoppelt sind*: die jeweils die Kohärenz des Systems sichernden internen Interaktionsmuster der Komponenten des Organismus, der Psyche oder des sozialen Systems.

5. Krankheit und Dysfunktion

Die soziale Definition von Krankheit

Krankheit ist ein Begriff, der in unserem alltäglichen Sprachgebrauch zunächst für ein körperliches Geschehen verwendet wird. Seine Übertragung auf psychische und/oder soziale Prozesse ist nicht ohne Logik, da alle drei Systeme als autopoietische Systeme betrachtet werden können; insofern ist die Hypothese, daß die organisatorischen Merkmale, die für körperliche Krankheit charakteristisch sind, analog auch auch für die Entstehung psychischer oder sozialer Dysfunktionen typisch sein könnten, einer genaueren Überprüfung wert. Zunächst jedoch sollen, um überhaupt ein Modell dysfunktioneller Organisation[1] entwickeln zu können, solche Phänomene untersucht werden, die allgemein als „körperliche Krankheiten" bezeichnet werden.

Die Unterscheidungen *krank* versus *nicht-krank* und *symptomatisch* versus *frei von pathologischem Befund* für bestimmte körperliche, psychische oder soziale Reaktionen sowie die Konstruktion von „Krankheitseinheiten" ist nicht durch den Organismus festgelegt, sondern sozial definiert. Sie ist ein Merkmal der Beobachtung (der „Landkarte"), nicht aber der beobachteten Phänomene (der „Landschaft"). Und die Zuweisung ihrer Kausalität zu einem System (dem Organismus, dem psychischen oder dem sozialen System) oder zu einer der jeweiligen Umwelten wird in der Kommunikation sozial festgelegt.

---

1 Bei der Verwendung der Begriffe „Dysfunktion" oder „dysfunktionell" – darauf sei warnend hingewiesen – besteht stets die Gefahr, daß suggeriert wird, es handle sich um absolut gesetzte, d.h. unabhängig vom jeweiligen Kontext bestehende Eigenschaften. Diesem Eindruck muß ausdrücklich vorgebaut werden, da sich die Funktionalität oder Dysfunktionalität von Organisation erst im konkreten interaktionellen Kontext erweist.

Aus der Perspektive einer Theorie operationell geschlossener Systeme sind die Prozesse, die wir „körperliche Krankheiten" nennen, strukturdeterminierte Reaktionen des Systems Organismus auf interne Veränderungen des Netzwerkes der Interaktionen der Komponenten (strukturelle oder funktionelle Veränderungen) oder auf störende (perturbierende) Interaktionen mit der Umwelt, z. B. mit Bakterien, mit zu kalten Getränken oder zu heißem Badewasser, mit Arbeitskollegen oder den Lieben daheim. Krankheit unterscheidet sich in dieser Hinsicht nicht prinzipiell von dem, was wir „Gesundheit" nennen; auch im Falle der Gesundheit reagiert das biologische System Körper seiner Struktur gemäß auf Veränderungen in der Umwelt. Die durch organische Prozesse vollzogene Unterscheidung ist *lebend/nicht-lebend*, ihr Ergebnis die Aufrechterhaltung der System-Umwelt-Unterscheidung. Entweder es gelingt dem System Körper in der Interaktion mit seiner Umwelt, seine Operationen fortzuführen – dann lebt es weiter –, oder es gelingt ihm nicht – dann ist es tot; seine an den Vollzug von lebenserhaltenden Prozessen gebundene Struktur löst sich auf, die Autopoiese endet.

Kein Phänomen *an sich* ist Symptom. Es wird erst durch Kommunikation dazu. Das Erleben von Schmerz, eine gestörte Befindlichkeit oder das Gefühl, krank zu sein, bedarf der kommunikativen Validierung, um als Symptom, als Merkmal der Unterscheidung für Krankheit, anerkannt zu werden. Ob einem Phänomen der Charakter eines Symptoms zugeschrieben wird, ist eine soziale Konvention. Körperliche, psychische oder soziale Ereignisse oder Zustände werden erst dadurch zu Symptomen, daß über sie kommunizierende Beobachter sie als „Symptome" identifizieren und etikettieren.

Ganz gut wird dies illustriert durch das Erlebnis jenes Stadtmenschen, der in ein Hochgebirgsdorf kam, in dem alle Bewohner aufgrund des ortsüblichen Jodmangels einen unübersehbaren Kropf entwickelt hatten. Er mußte erleben, daß sich die Kinder auf der Straße zunächst über seinen zu dünnen Hals lustig machten, bis sie alsbald von den Erziehungsberechtigten zur Ordnung gerufen wurden, es sei ungezogen, über einen Menschen mit einem körperlichen Defekt zu lachen.

Der Begriff Symptom ist ein Musterbeispiel für die Vermischung von Beschreibung, Erklärung und Bewertung. Wird ein Phänomen zum Symptom erklärt, so wird es nicht nur beschrieben, sondern es wird auch erklärt (durch eine, im allgemeinen körperliche, manchmal auch seelische Störung – die „Krankheit") und negativ bewertet (es sollte besser nicht da sein). Selbst wenn man die negative Bewertung unbesehen akzeptiert, ist es problematisch, die implizite Erklärung zu übernehmen, da sie ein Täter-Opfer-Schema suggeriert, wie es oben für einige traditionelle Beobachtungsschemata referiert wurde (Typ Besessenheit, Invasion von Erregern).

Welche Phänomene als Symptome bzw. als *durch Krankheit verursacht* definiert werden, ist Resultat einer sozialen Übereinkunft. Durch diese Definition wird ein exterritorialer Raum geschaffen, in dem wir es per definitionem mit Phänomenen zu tun haben, die als *nicht* innerhalb der Regeln der alltäglichen Kommunikation verstehbar kategorisiert sind. Ihre Verursachung wird dementsprechend nicht *innerhalb* der Kommunikation, sondern *außerhalb* des sozialen Systems – im Organismus oder der Psyche – gesucht.

Das kann problematische Folgen haben, wenn es sich bei den so beurteilten Phänomenen um abweichendes Verhalten handelt. Es könnte gut sein, daß man den das Phänomen generierenden Mechanismus im falschen Phänomenbereich – dem Organismus oder der Psyche – sucht, obwohl er im Bereich des sozialen Systems zu finden ist. Schließlich verweisen Kommunikationen als Zeichen meistens gerade *nicht* auf einen *anderen Phänomenbereich*, sondern auf *andere Kommunikationen.*

In ihrer Theorie der menschlichen Kommunikation schreiben Watzlawick et al. (1967), man könne nicht *nicht* kommunizieren. Dieses Axiom ist, praktisch gesehen, nur zum Teil aufrechtzuerhalten: Wer seine Kommunikationspartner davon überzeugt, daß seine Verhaltensweisen Ausdruck von Krankheit sind, *kann* nicht-kommunizieren. Seinen Verhaltensweisen wird von den Kommunikationspartnern der kommunikative Sinn abgesprochen. Dazu muß allerdings irgendwie kommuniziert werden, daß die Verhaltensweisen Symptome sind, denn – das ist nicht zu bestreiten – man kann sich nicht *nicht* verhalten.

Bei allen vermeintlich symptomatischen Verhaltensweisen sollten wir deshalb überprüfen, ob wir sie nicht besser als Elemente des operationell geschlossenen Kommunikationssystems systemimmanent durch die Regeln der Kommunikation erklären können, bevor wir nach körperlichen und / oder psychischen Erklärungen suchen. Dies gilt vor allem dann, wenn ein geordnetes, zielgerichtetes Verhalten zum Symptom ernannt werden soll.

Zum Beispiel: Ein jüdischer Siedler im Westjordanland, ein Arzt, betritt mit einer Maschinenpistole eine Moschee in Hebron und richtet ein Massaker unter den betenden palästinensischen Gläubigen an.[2] Der israelische Regierungssprecher spricht von der Tat einer „verwirrten Person" und rückt den Täter damit in die Nähe der verwirrten Oma, die den Weg in ihr Pflegeheim nicht mehr findet. Deren altersbedingte, zeitliche und örtliche Desorientierung läßt sich durch eine Hirnfunktionsstörung aufgrund einer fortgeschrittenen Arteriosklerose des Gehirns erklären. Die „Verwirrung" des Attentäters auch?

John W. Hinckley jr., der Sohn eines Öl-Magnaten aus Texas, versucht am 30. März 1981 den damaligen amerikanischen Präsidenten Ronald Reagan zu erschießen. Die Tat wird vom Gericht als Symptom einer Geisteskrankheit betrachtet und der Täter als schuldunfähig in eine psychiatrische Anstalt eingewiesen. War er sich seiner Tat bewußt? Durfte er zur Verantwortung gezogen werden?[3]

Was unterscheidet ihn vom Zuckerkranken, der wegen einer Hypoglykämie das Bewußtsein verliert? Auch ein Ohnmachtsanfall stellt – in den meisten sozialen Kontexten – eine Form abweichenden Verhaltens dar. Es handelt sich dabei aber um eine Verhaltensweise – falls man diesen Begriff hier überhaupt verwenden will – der, anders als die beiden dargestellten Attentate, relativ einfach als Reaktion auf körperliche oder auch psychische Prozesse (Störungen von außen) zu erklären ist. Die Umweltvoraussetzungen, d. h. die körperlichen Bedingungen, für „normales" Verhalten – für eigenverantwortliches *Handeln* – waren nicht gegeben.[4]

Wo immer es der Beobachter, sei er Arzt oder Patient, mit vermeintlichen Symptomen zu tun bekommt, hat er ganz *konkret* – und nicht nur allgemein und theoretisch – die Wechselbeziehungen von Organismus, Psyche und sozialem System zu untersuchen.

Symptome als Elemente operationell geschlossener Systeme

Ereignisse und Zustände in allen drei betrachteten autopoietischen Systemen – dem Organismus, der Psyche und dem sozialen System – können als Symptome unterschieden und bezeichnet werden. Wie

---

2 Geschehen am 25. 2. 1994.
3 Siehe zu diesem Fall die Studie von James W. Clarke (1990).
4 Vgl. zur Unterscheidung Handeln/Verhalten Georg H. von Wright (1963).

bereits erwähnt, sind sie unterschiedlichen Beobachtern in unter-schiedlichem Maße und mit unterschiedlichen Methoden zugäng-lich, das heißt, sie gehören zu unterschiedlichen Phänomenberei-chen: Schmerzen sind als psychische Ereignisse direkt nur der Selbstbeobachtung zugänglich, die Rötung der Magenwand ist da-gegen ein organischer Zustand, der endoskopisch in erster Linie der Fremdbeobachtung zugänglich ist, und der Tremor der rechten Hand als ein äußeres Verhalten ist der Selbst- wie der Fremd-beobachtung zugänglich und kann daher eventuell kommunikativ wirksam werden.

Die entscheidende Frage ist, wie die Entstehung derartiger Sym-ptome zu erklären ist. Das traditionelle Beobachtungsschema, nach welchem das Symptom als Zeichen (zweite Unterscheidung) für eine nicht direkt beobachtbare Ursache in einem anderen Phänomen-bereich (erste Unterscheidung) zu interpretieren ist, muß aus system-theoretischer Sicht modifiziert und präzisiert werden.

Alle Phänomene (auch Symptome), die im Rahmen operationell geschlossener Systeme entstehen, können zunächst als Elemente des jeweils beobachteten Phänomenbereichs beschrieben werden: die symptomatische Verhaltensweise eines Individuums als Element des Interaktionssystems, ein subjektives Empfinden als Element der Psyche und ein körperlicher Befund als Element der Interaktion der Komponenten des Körpers. Ein zweiter Schritt ist es dann, generati-ve Mechanismen zur Erzeugung solcher Phänomene zu konstruie-ren. Entweder ihre Entstehung kann strukturdeterminiert innerhalb der Logik der Funktionsprinzipien des beobachteten (sozialen, psy-chischen oder organischen) Systems erklärt werden, oder aber es kann (ebenfalls strukturdeterminiert) als Reaktion des Systems auf eine Störung aus einer seiner Umwelten betrachtet werden. Die als Symptome bezeichneten Phänomene – meist psychische oder sozia-le Ereignisse – sind daher *nicht* primär und selbstverständlich als Zeichen für Veränderungen in einem *anderen*, abgetrennten Phäno-menbereich – z. B. dem Organismus – zu werten, sondern als *Elemen-te* des jeweiligen operationell geschlossenen Systems, innerhalb dessen sie beobachtet werden.

Um es etwas weniger abstrakt auszudrücken: Körperliche Phä-nomene sind primär durch körperliche Prozesse und deren Eigenge-setzlichkeit zu erklären, nicht jedoch durch soziale oder psychische Gesetzmäßigkeiten; und kommunikative und psychische Phänomene lassen sich primär aus der Logik des Kommunikationssystems bzw. der Psychodynamik, nicht jedoch aus der Logik körperlicher Prozesse erklären. Symptome als Zeichen verweisen deshalb zunächst *nicht* auf einen anderen Phänomenbereich, sondern auf die Struktur und Organisation des Phänomenbereichs, in dem sie beobachtet werden.

Doch läßt sich natürlich nicht leugnen, daß Schmerzen als psychische Ereignisse meistens einen Hinweis auf körperliche Veränderungen liefern. Die Wechselbeziehung zwischen den hier betrachteten drei Systemformen ist aber nicht im Sinne einer geradlinigen Ursache-Wirkungs-Beziehung zu konzeptualisieren, sondern als jeweils strukturdeterminierte, autonome Reaktion auf eine Störung (Perturbation) durch Ereignisse in der Umwelt (bzw. den Umwelten). Aus Schmerz, zum Beispiel, kann deshalb nicht ein-eindeutig eine *spezifische* „Ursache" auf körperlicher Ebene erschlossen werden. Der Schmerz ist die psychisch determinierte, *vieldeutige* Reaktion auf eine relativ unspezifische Störung auf körperlicher Ebene. Erst die Kombination vieler solcher Symptome erlaubt die Spezifizierung einer Diagnose.

Ein Mensch verspürt Schmerzen im rechten Unterbauch, der Arzt drückt die Bauchdecke des Patienten in der Gegend des linken Unterbauchs ein, läßt los, der Patient verspürt den berühmten „Loslaßschmerz" und stöhnt. Der Arzt betrachtet und manipuliert den Körper des Patienten, stellt Fragen, wie der Patient diese Manipulationen erlebt, wann er Schmerzen oder Erleichterung verspürt, wann der letzte Stuhlgang war ... Es bedarf, wie beim Kreuzworträtsel, der Kombinatorik, der Mustererkennung in unterschiedlichen Phänomenbereichen. Die Kommunikation zwischen Arzt und Patient, bei der beide als Beobachter eine unterschiedliche Perspektive anlegen, unterschiedliche Phänomene wahrnehmen können und über unterschiedliches Vorwissen verfügen, führt schließlich zur Entschlüsselung des Musters der subjektiv und intersubjektiv feststellbaren Symptome als *Merkmale der Unterscheidung* für eine bestimmte „Krankheit". Diagnose: Blinddarmentzündung (ein körperliches Prozeßmuster).

In diesem Fall ist der die Pathologie generierende Mechanismus innerhalb der Grenzen des Organismus lokalisiert worden. Es stellt sich nun die Frage nach dem Substrat körperlicher Krankheit, d. h. nach krankheitsspezifischen Organisationsformen des Netzwerks der Interaktionen der Komponenten des Körpers. Es ist aber auch denkbar, daß der die Symptomatik produzierende Mechanimus innerhalb des Systems Psyche oder des sozialen Systems lokalisiert ist; dann stellt sich die Frage nach den pathogenetischen Organisationsformen des Netzwerks der Interaktionen der Komponenten des psychischen oder sozialen Systems.

Die generierenden Mechanismen von Krankheit

Operationell geschlossene Systeme wie der Körper, die Psyche oder ein soziales System sind strukturdeterminiert, das heißt, auch die als Krankheit oder Dysfunktion bezeichneten Prozesse (erste Unterscheidung), auf welche Symptome (zweite Unterscheidung) verweisen, müssen sich als Resultat des Netzwerks von Interaktionen der Komponenten des jeweiligen autonomen Systems erklären lassen.

Zwei Möglichkeiten bieten sich in diesem theoretischen Rahmen an, die Entstehung von Dysfunktionen bzw. Krankheitsprozessen zu erklären:

1. als Reaktionen auf Störungen der systeminternen Abläufe durch Ereignisse *außerhalb* der Grenzen der jeweiligen zusammengesetzten Einheit (d. h. Änderungen in einem anderen Phänomenbereich). Bezogen auf den menschlichen Körper könnten psychische Prozesse solch eine Wirkung haben (z. B. chronische Angstzustände), oder soziale Ereignisse (z. B. die Kommunikation mit einem ungerechten Vorgesetzten), aber auch die Interaktion mit anderen Lebewesen (z. B. der Biß des Hundes, die Interaktion mit Viren). Körperliche Krankheit (die Veränderung physiologischer Variablen und anatomischer Strukturen) ist dann die ganzheitliche, innengesteuerte Reaktion eines strukturell plastischen Systems auf äußere Störungen. Die zusammengesetzte Einheit ändert sich strukturell und funktionell in der Interaktion mit dem störenden äußeren Agens.

2. Als Reaktionen auf Störungen der systeminternen Abläufe durch Ereignisse *innerhalb* der Grenzen der als nicht-zusammengesetzt *betrachteten* Einheiten, d. h. innerhalb der Komponenten, deren Netzwerk von Interaktionen das System in seiner Struktur erschafft und erhält. Bezogen auf den Körper als autopoietisches System zweiter Ordnung wären dies, zum Beispiel, intrazelluläre Veränderungen, d. h. Veränderungen innerhalb autopoietischer Systeme

erster Ordnung. Auch in diesem Fall handelt es sich um Änderungen in einem anderen, abgetrennten Phänomenbereich.

Der Körper als zusammengesetzte Einheit aktiviert gegensteuernde Regulationsmechanismen, wenn die Funktion einer seiner Komponenten, zum Beispiel eines bestimmten Zelltyps, geringer oder stärker wird (kurzfristig beispielsweise durch die Wirkung von Giften, langfristig durch die Degeneration oder das Wachstum von Gewebe). Der zur Symptombildung führende Prozeß ist dann nicht allein durch den Ausfall der Funktion der Komponenten determiniert, sondern auch durch die autonom erfolgenden Gegenregulationen des Systems als zusammengesetzter Einheit.

Im Laufe eines Krankheitsprozesses entstehen innerhalb des operationell geschlossenen Systems Organismus keine prinzipiell neuen (systemfremden) Komponenten, sondern die den Erhalt des Systems als abgegrenzte Einheit (seine Autopoiese) sichernden Komponenten verändern den Charakter ihrer Interaktionen. Bezogen auf die Aktivität, d. h. die Operationen und Verhaltensweisen der Komponenten bedeutet dies, daß sie sich nicht *qualitativ* verändern, sondern *quantitativ* im Sinne ihrer Über- oder Unterfunktion. (Es ist deshalb kein Zufall, daß ein großer Teil aller diagnostischen Begriffe sich auf dieses symptomatische Zuviel oder Zuwenig bezieht: von der Hypotonie zur Hypertonie, von der Hypoglykämie zur Hyperglykämie, von der Hypothermie zur Hyperthermie, von der Plussymptomatik zur Minussymptomatik usw.[5])

Was hier am Beispiel des Organismus erörtert wurde, kann aber generell für operationell geschlossene Systeme gesagt werden: Was sich auch bei „psychischen Krankheiten oder Dysfunktionen" und „sozialen Dysfunktionen" ändert, ist stets die Quantität von Funktionen innerhalb des Netzwerks der Interaktionen, die das System schaffen und als abgegrenzte Einheit erhalten. Verbunden damit ist im allgemeinen die Veränderung der Beziehungen zwischen den verschiedenen Funktionen.

Noch eine Anmerkung zur verwendeten Terminologie: Da es wenig sinnvoll erscheint, den Krankheitsbegriff vom Organismus auf qualitativ andersartige (psychische, soziale) Systeme zu übertra-

---

5 Der näher Interessierte braucht nur das Inhaltsverzeichnis irgendeines Lehrbuchs der Pathophysiologie aufzuschlagen, um diese Polarität der Abweichung bestätigt zu finden.

gen, soll statt von Krankheit auch von Dysfunktion gesprochen werden. Es ist ein Begriff, dessen Implikationen weniger weit reichen. Er ist weniger mit Erklärungen und sozialen Bewertungen aufgeladen. Dennoch sollte deutlich sein, daß die Verwendung des Begriffs Dysfunktion die Bewertung eines Beobachters enthält, der seinem Urteil bestimmte Kriterien der Funktionalität zugrunde legt.

Überfunktion und Unterfunktion – Systemischer Antagonismus und (Un-)Gleichgewicht

Autopoietische Systeme sind paradox organisiert.[6] Sie erhalten ihre Stabilität durch ihre Dynamik, bewahren ihre Identität, indem sie sich verändern, und, um ihre operationelle Geschlossenheit, ihre Abgrenzung gegenüber ihren Umwelten zu erhalten, brauchen sie Offenheit, d. h. Durchlässigkeit der Grenzen. Sie sind in der Lage, Fließgleichgewichte aufrechtzuerhalten, bei denen zwei antagonistische Funktionen sich die Balance halten. (Als Beispiel sei hier die Energieaufnahme und der Energieverbrauch des Organismus genannt.) Ihre strukturelle Plastizität und Entwicklungsfähigkeit erhalten lebende Systeme dadurch, daß sie nicht nur in der Lage sind, Strukturen aufzubauen, sondern auch aufzulösen.

Dieses Prinzip der Balancierung gegenläufiger Tendenzen hat Morin (1977) als „systemischen Antagonismus" bezeichnet. Um ihre Integrität als Ganzheit, ihre Morphostase und Homöostase, zu gewährleisten, müssen derartige Systeme intern über Komponenten verfügen, die widersprüchliche Wirkungen ausüben. Das Netzwerk der Interaktionen als Ganzheit sorgt durch seine vielfältigen Rückkopplungen für das Erreichen und Bewahren eines Eigenwerts bzw. die Entwicklung und Erhaltung einer Eigenstruktur (Attraktor). Dies ist ein Effekt der rekursiven Organisationsform solcher Systeme (Foerster 1977).

Quantitative Abweichungen von einem derartigen Gleichgewichtszustand können auf zweierlei Weise entstehen:

6 Daß Paradoxien ein Beobachterphänomen sind, welches ein zweiwertiges logisches Entweder-oder-Schema der Beschreibung zugrunde legt und von der Zeit abstrahiert, habe ich an anderer Stelle ausführlich dargestellt (Simon 1990, 1993). Da Leben als Prozeß in der Dimension Zeit abläuft, entstehen Paradoxien, wenn in diesem Prozeß antagonistisch zu benennende Zustände eingenommen werden.

1. durch die (relativ) zu starke Aktivität von Komponenten der zusammengesetzten Einheit, so daß es zu einer spezifischen Überfunktion kommt (z. B. der Überfunktion eines hormonproduzierenden Gewebes).

2. durch die (relativ) zu geringe Aktivität von Komponenten der zusammengesetzten Einheit, so daß es zu einer spezifischen Unterfunktion kommt (z. B. der zu geringen Produktion irgendeines Sekretes).

Im ersten Fall läßt sich sagen, daß Probleme entstehen können, wenn Operationen bzw. Funktionen vollzogen werden, die – nach der Bewertung des Beobachters – besser *nicht* vollzogen würden, und im zweiten Fall, daß Probleme entstehen, wenn Operationen oder Funktionen *nicht* vollzogen werden, die besser vollzogen würden.

Solche Über- oder Unterfunktionen können selbst Symptom sein (zweite Unterscheidung), wenn sie auf eine „ursächliche", d. h. die Homöostase oder Morphostase störende Veränderung in einem anderen Phänomenbereich (erste Unterscheidung) verweisen. Dies ist, um wiederum ein Beispiel aus dem körperlichen Bereich zu wählen, bei der Unterfunktion, die durch den Ausfall der Inselzellen in der Bauchspeicheldrüse verursacht wird, der Fall. Die physiologischen Erscheinungsformen der Zuckerkrankheit wären demnach die Versuche des Organismus (autopoietisches System zweiter Ordnung), spezifische Veränderungen innerhalb eines Typs von autopoietischen Systemen erster Ordnung (Inselzellen) zu kompensieren.

Ereignisse in der äußeren Umwelt können nur dann eine störende Funktion für ein operationell geschlossenes System bekommen, wenn sie innerhalb des das System konstituierenden Netzwerks von Interaktionen wirksam werden. Sie müssen gewissermaßen „sotunalsob" und äquifunktionell zu Komponenten des Systems wirken. Es ist eines der Charakteristika operationell geschlossener Systeme, daß sie *nicht* zwischen Selbst und Nicht-Selbst unterscheiden können. Francisco Varela (1979) hat am Beispiel des Immunsystems gezeigt, daß die landläufige Beschreibung, der Organismus bzw. das Immunsystem vollziehe solch eine Unterscheidung, ein Aspekt der Beschreibung (Merkmal der „Landkarte") ist, nicht aber des Organismus. Operationell geschlossene Systeme können nicht wie der außenstehende Beobachter tatsächlich von außen auf sich selbst schauen und zwischen sich selbst und der Umwelt unterscheiden.

Sie können nur entsprechend ihrer eigenen Strukturen operieren und auf ihre eigenen Zustandsveränderungen reagieren. Entweder es gibt innerhalb des Netzwerks der Interaktionen ihrer Komponenten ein vorgegebenes Reaktionsmuster auf den Kontakt mit einem äußeren Agens, dann „interpretiert" das jeweilige System diesen Kontakt strukturdeterminiert entsprechend seiner ihm verfügbaren „Deutungsschemata"; das heißt, es reagiert gemäß dem diesem Ereignis zugeschriebenen „Sinn". Oder aber es verfügt über kein vorgegebenes Deutungschema, dann macht die Interaktion mit dem äußeren, potentiell störenden Agens keinen Sinn, und es erfolgt auch keine Reaktion. Die Unterscheidung, die operationell geschlossene Systeme praktisch vollziehen, lautet daher nicht Selbst/Nicht-Selbst, sondern Selbst/Nonsens („Self/Non-Sense" statt „Self/Non-Self").

Zwischen Störungen, die aus dem Phänomenbereich *außerhalb* der Grenzen der zusammengesetzten Einheit, z. B. außerhalb des Organismus, und dem Phänomenbereich *innerhalb* der Grenzen der Komponenten, z. B. innerhalb der Zellen, kommen, besteht also, was die Reaktionen des Systems (hier: des Organismus) betrifft, kein prinzipieller Unterschied. Stets erscheinen sie dem Beobachter als irgendeine Form der Über- oder Unterfunktion bzw. als deren Resultat. Ob es sich um Über- oder Unterfunktion handelt, ist dabei eine *Bewertung*, die durch einen Beobachter vorgenommen wird (der allerdings auch das jeweilige System selbst sein kann). Entscheidend bei dieser Bewertung ist, daß hier die Abweichung, das Zuviel oder Zuwenig, markiert wird, d. h. das Kreuzen der Grenze vom nicht-markierten Raum, in dem sich die Funktionalität („Gesundheit", „Problemfreiheit") abspielt, zum markierten Raum der Dysfunktionalität („Krankheit", „Problem") (siehe Abb. 13).

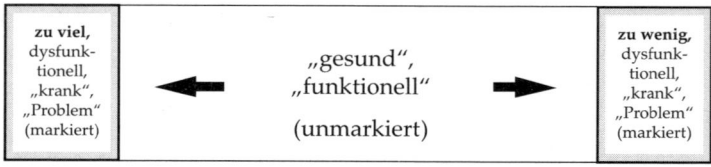

Krankheit und Dysfunktionalität als markierter Raum, Zustand oder Inhalt

Abb. 13

Interaktionslogik – Die Koordination von Erregung und Hemmung

Das Nervennetz ist ein Musterbeispiel für ein Netzwerk von Interaktionen von Komponenten. Es eignet sich zur Untersuchung der (patho-)genetischen Mechanismen in solchen Netzwerken besonders gut, weil seine Komponenten in ihren Verhaltens- und damit Interaktionsoptionen sehr begrenzt sind.

Die einzelnen Nervenzellen funktionieren nach dem Alles-oder-Nichts-Prinzip: Entweder Sie „feuern" oder sie „feuern" nicht, das heißt, sie sind aktiv oder nicht, sie zeigen dem Beobachter eine bestimmte, charakteristische Verhaltensweise (das Aktionspotential), oder sie zeigen sie nicht. Ihr Verhalten ist strukturdeterminiert, das heißt, sie sind autonom und innengesteuert; durch die Interaktion mit anderen Nervenzellen werden daher nur jeweils die Umweltbedingungen in einer Weise geändert, durch welche die *autonome* Aktion der einzelnen Einheit wahrscheinlicher oder unwahrscheinlicher wird.

Die Komponenten des Nervennetzes sind über Synapsen miteinander gekoppelt, das heißt, die Aktion der einen Zelle wirkt als Perturbation für alle die Zellen, an denen ihre Synapsen sitzen (was sie auch selbst sein kann). Die Wirkung des Feuerns der einen Zelle auf die andere (oder auf *sie selbst*, wenn die Synapse am eigenen Zellkörper ansetzt und selbstbezüglich wirkt) kann nun entweder die Wahrscheinlichkeit des Feuerns dieser zweiten Zelle erhöhen oder verringern. Im ersten Fall war die Interaktion in ihrer Funktion für die zweite Zelle *erregend* (Excitation) im zweiten Fall *hemmend* (Inhibition). Da im allgemeinen zwischen Nervenzellen eine Vielzahl synaptischer Verbindungen besteht und es komplexe Rückkopplungen gibt, kann aber nicht von einer einfachen Ursache-Wirkungs-Beziehung zwischen der erregenden oder hemmenden Wirkung einer Interaktion zweier Zellen ausgegangen werden; zu jedem Zeitpunkt bestimmt sowohl der aktuelle interne Zustand der Zelle als auch das komplexe Aktivitätsmuster der mit ihr verbundenen anderen Zellen, ob es zur Erregung oder Hemmung der eigenen Aktion kommt (es gibt darüber hinaus noch andere, hier nicht berücksichtigte Faktoren, die dabei eine Rolle spielen).

Die Funktionalität der Operationen des Nervennetzes ist also daran gebunden, daß hemmende und erregende Interaktionen in einer Weise koordiniert sind, daß es nicht zur Symptombildung kommt, und umgekehrt: Symptombildung läßt sich dadurch erklären, daß die Koordination von Hemmung und Erregung, von Aktivierung und Passivierung in ihrer Logik verändert ist (natürlich stellt sich auch hier wieder die Frage nach dem Maßstab der gelungenen bzw. mißlungenen Koordination).

Ob das Nervensystem im einzelnen tatsächlich wie dargestellt funktioniert, mag dahingestellt sein. Immerhin läßt es sich so beschreiben, daß die Kombination von Hemmung und Erregung die Logik seiner Organisation erfaßt. McCulloch und Pitts (1943) haben gezeigt, daß in den sich ergebenden Verknüpfungen der Neuronen die Gesetze der Aussagenlogik impliziert sind. In der Terminologie Spencer-Browns ließe sich sagen, daß das Feuern eines Neurons dem markierten Zustand, Raum oder Inhalt bzw. dem Markieren eines solchen Zustands, Raums oder Inhalts entspricht, das Nicht-Feuern dem unmarkierten Raum, Zustand oder Inhalt bzw. dem Nicht-Markieren. Die Aktivität des Nervennetzes kann also als ein System von vollzogenen Unterscheidungen, seien es nun erste oder zweite Unterscheidungen, betrachtet werden. Und Hemmung und Erregung bzw. ihre Koordination können als die Mechanismen angesehen werden, welche die Genese dieses Systems bestimmen. Die erregende Aktivität einer Synapse hat die Funktion einer „Aufforderung" (Injunktion), die Grenze vom unmarkierten zum markierten Zustand zu kreuzen, die hemmende Aktivität hat die gegenläufige Funktion einer „Aufforderung", die Grenze vom markierten zum unmarkierten Zustand zu kreuzen.

Die logische Beziehung zwischen Hemmung und Erregung wird noch deutlicher, wenn wir zwischen „aktiver" und „passiver Negation" unterscheiden. Jon Elster illustriert diesen Unterschied durch folgende drei Sätze:

„I) Person A glaubt die Wahrheit des Satzes p [abgekürzt: A glaubt p].
II) Es trifft nicht zu, daß A p glaubt [abgekürzt: Nicht (A glaubt p)].
III A glaubt das Gegenteil von p [abgekürzt: A glaubt nicht-p].
Der Satz II ist die passive Negation von Satz I; der Satz III die aktive" (Elster 1979, S. 166).

Angewandt auf Hemmung und Erregung bzw. neuronale Interaktionen im allgemeinen können wir dann folgendermaßen formulieren:

I) Die Interaktion p perturbiert Neuron A [abgekürzt: p stört A].
II) Es trifft nicht zu, daß die Interaktion p Neuron A perturbiert [abgekürzt: Nicht (p stört A)].
III) Die zu p gegenteilige Interaktion perturbiert Neuron A [abg kürzt: nicht-p stört A].

Setzt man p gleich *Erregung* und das Gegenteil zu p gleich *Hemmung*, so wird der Unterschied zwischen aktiver und passiver Negation klar. Es ist nicht dasselbe, wenn ein Neuron im einen Fall nur einfach nicht erregt wird (passive Negation der Erregung) oder wenn es gehemmt wird (aktive Negation der Erregung). Im Falle der passiven Negation bleibt ein Raum, Zustand oder Inhalt *unmarkiert*, im Falle der aktiven Negation wird ein gegenüber *Erregung* kontradiktorischer Raum, Zustand oder Inhalt *markiert*. Insofern ist es sinnvoll, die beiden kontradiktorischen *markierten* Bereiche mit einem Namen zu versehen, der ihre jeweils *positive* Definition, d. h. die Zuschreibung eines Merkmals der Unterscheidung, deutlich macht (z. B. Erregung: p, Hemmung: q).

Insgesamt gibt es – legt man diese Systematisierung zugrunde – zu jedem gegebenen Zeitpunkt vier Kombinationsmöglichkeiten der Interaktion zwischen einem Neuron und den es erregenden oder hemmenden Synapsen: (1) *Entweder* es liegt eine erregende (p) *oder* (2) es liegt eine hemmende (q) Perturbation vor, es kommt (3) *weder* zur erregenden, *noch* zur hemmenden Perturbation (nicht-p und nicht-q), und als letzte Möglichkeit, es kommt (4) *sowohl* zur erregenden, *als auch* zur hemmenden Interaktion (p und q). Diese Verknüpfungen entsprechen der impliziten Logik der Organisation hemmender und erregender Interaktionen.[7] (In Abbildung 14 sind diese vier Möglichkeiten illustriert.)

Die Übertragung des Modells des Nervensystems auf andere autopoietische Systeme erscheint auf den ersten Blick schwierig, da andere Körperzellen möglicherweise über ein breiteres Verhaltensspektrum verfügen. Als Extremfall mögen „ganze Menschen" betrachtet werden, die als Komponenten, deren Interaktionen (Kommunikationen) soziale Systeme herstellen, in ihren Verhaltensmög-

---

7 Das Konzept der aktiven und passiven Negation erweist sich auch zur Analyse der Logik von Operationen sozialer Systeme und der Handlungen von Personen als überaus nützlich (siehe Simon 1993, S. 119 ff.).

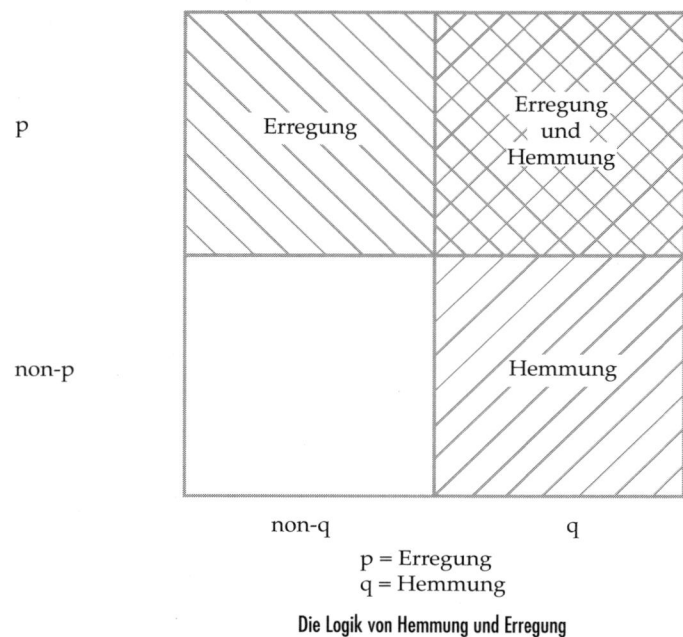

p = Erregung
q = Hemmung

Die Logik von Hemmung und Erregung

Abb. 14

lichkeiten weitaus variabler sind als Neuronen. Sie sind in ihrem Verhalten nicht an das Alles-oder-nichts-Prinzip gebunden, und sie haben offenbar die Wahl zwischen unterschiedlichen Verhaltensalternativen.

Dennoch kann man das Modell des Nervennetzes im Blick auf Hemmung und Erregung bzw. die aktive und / oder passive Negation von Funktionen auf die Betrachtung sozialer Systeme übertragen. Als Beobachter kommen wir nicht umhin, Unterscheidungen vorzunehmen, Zustände, Räume oder Inhalte zu markieren. Bei der Beschreibung des Nervennetzes haben wir zwei Typen von Unterscheidungen zugrunde gelegt: die Unterscheidung zwischen den jeweiligen interagierenden Einheiten (Zellen) und den jeweiligen Operationen dieser Einheiten (Feuern, Nicht-Feuern). Wir haben also die Relation von einer operierenden Einheit und einer möglichen (vollzogenen oder nicht-vollzogenen) Operation beschrieben. Betrachten wir den handelnden Menschen als Einheit, so verfügt er im allgemeinen über ein großes Verhaltensrepertoire; wir haben also

78

eine Relation von einer operierenden Einheit und vielen möglichen Operationen. Doch dieser Unterschied zwischen dem Möglichkeitsraum der agierenden Komponenten spielt für das soziale System keine Rolle, da die tatsächlichen Funktionen, d. h. die durchgeführten Operationen und ihre Wirkungen bzw. die stattfindenden Interaktionen und Kommunikationen, die Strukturierung des Systems bestimmen. Aus dieser Sicht sind die einzelnen Komponenten, die handelnden Individuen austauschbar; der zu markierende Inhalt ist die jeweils vollzogene *Funktion* im System (die auch von jemand anderem übernommen werden könnte). Ein Beispiel mag dies illustrieren: *Wer* den Abwasch in einem Haushalt erledigt (Mann, Frau, Kind oder Maschine), spielt für die Erfüllung der Funktion „Geschirrspülen" innerhalb des Systems keine Rolle. Solange überhaupt jemand spült, gibt es sauberes Geschirr. Wenn nicht, dann nicht ...

Zur Analyse der Logik interaktioneller Organisationen ist also entscheidend, einzelne Funktionen (wer oder was immer die dazu nötigen Operationen vollziehen mag) zu unterscheiden. Und in Bezug auf die Betrachtung dieser Funktionen sind Hemmung und Erregung zwei antagonistisch wirksame (d. h. sich gegenseitig aktiv negierende) Mechanismen der Genese interaktioneller Muster. Die Unterscheidung dieser beiden Typen der Kopplung interagierender Komponenten in Netzwerken ist auch zur Erklärung der Entstehung von Symptombildung, Krankheit und Problemen, von Dysfunktionen, von Über- und Unterfunktionen nützlich. Auf diese Weise läßt sich nicht nur die Logik der Genese von Dysfunktionen in autopoietischen Systemen beschreiben, sondern auch die Logik therapeutischer Interventionen ableiten.

Pathogene Muster

Hemmung und Erregung, Aktivierung und Passivierung, sind *Elemente* interaktioneller Netzwerke innerhalb operationell geschlossener Systeme. In jedem Augenblick ereignen sich innerhalb einer zusammengesetzten Einheit eine Vielzahl derartiger Interaktionen. Sie sind synchron und diachron geordnet, das heißt, sie erfolgen gleichzeitig oder ungleichzeitig. Sie wirken in ihrer Kombination synergistisch oder antagonistisch, sind räumlich oder zeitlich getrennt.

Leben als Prozeß ist ein zeitliches Geschehen. Physische Variablen sind nur zu einem geringen Teil konstant und statisch, ein Großteil fluktuiert, oszilliert, folgt charakteristischen Rhythmen. Das gilt für den Organismus (als Beispiele seien genannt: der Herzschlag, circadiane Muster der Hormonproduktion, der Schlaf-Wach-Rhythmus usw.) gleichermaßen wie für die Psyche (das Fluktuieren des Begehrens, das Oszillieren zwischen den beiden Seiten einer Ambivalenz) und soziale Systeme (wirtschaftliche Rhythmen, das Oszillieren zwischen Aufschwung und Depression).

Die *quantitative* Abweichung von einem Gleichgewicht gemäß dem Homöostasemodell mit Krankheit oder Dysfunktionalität gleichzusetzen wäre also nicht angebracht. Dennoch erscheint es sinnvoll, zu Zwecken der Komplexitätsreduktion von solch zeitlichen Mustern zunächst zu abstrahieren und erst einmal die quantitativ meßbaren Folgen organisatorischer Veränderungen zu betrachten. Hier lassen sich Symptomfreiheit und die Werte der untersuchten Variablen (z. B. des Blutdrucks, des Blutzuckers oder anderer Laborwerte) innerhalb einer bestimmten Bandbreite miteinander korrelieren; das Überschreiten eines *minimalen* oder *maximalen* Grenzwertes ist dagegen mit der Produktion von Symptomen verbunden (wobei derartige Grenzüberschreitungen gelegentlich auch selbst als Symptom gewertet werden).

In diesen Fällen ist es möglich, relativ einfache Erklärungsmuster für die Entstehung der jeweiligen Über- oder Unterfunktion zu konstruieren.

Prinzipiell gibt es zwei Mechanismen zur Erzeugung von *Überfunktion*:

1. Eine Überfunktion entsteht, wenn die *erregenden* (aktivierenden) Interaktionen verstärkt erfolgen. Hier handelt es sich um die *aktive* Negation der Hemmung.

2. Eine Überfunktion entsteht, wenn die *hemmenden* (passivierenden) Interaktionen verringert erfolgen (jeweils im Vergleich zum nicht-markierten, „gesunden" Interaktionsmuster). In solch einem Fall handelt es sich um die *passive* Negation der Hemmung.

Und zur Erklärung von *Unterfunktion* bieten sich ganz analog ebenfalls zwei prinzipielle Mechanismen an:

1. Eine Unterfunktion entsteht, wenn die *erregenden* (aktivierenden) Interaktionen verringert erfolgen. Dies entspricht der *passiven* Negation der Erregung.

2. Eine Unterfunktion entsteht, wenn die *hemmenden* (passivierenden) Interaktionen verstärkt erfolgen (wiederum jeweils im Vergleich zum nicht-markierten, „gesunden" Interaktionsmuster). Dies entspricht der *aktiven* Negation der Erregung.

Natürlich können diese Mechanismen jeweils auch kombiniert sein und sich potenzieren. So mag sich eine Überfunktion dadurch erklären, daß zu geringe Hemmung und zu starke Erregung zusammentreffen usw.

Bleibt man bei einer quantitativen Betrachtung, so sind Über- wie Unterfunktion Ergebnis der Verschiebung der *relativen* Gewichtung der beiden antagonistischen Tendenzen. Phänomenologisch müssen sich die durch zu starke Hemmung oder die durch zu geringe Erregung herbeigeführte Unterfunktion nicht unbedingt voneinander unterscheiden, auch wenn sie das in ihrer Genese tun. Dasselbe gilt für die verschiedenen Formen der Überfunktion. Daher erscheint es sinnvoll, jeweils den *Phänotyp* und den *Genotyp* solch eines Musters zu unterscheiden.

Dies zu berücksichtigen wird vor allem für therapeutische Überlegungen wichtig. Die Therapie muß je nach aktiver oder passiver Pathogenese einer anderen Logik folgen: Wenn zum Beispiel eine Unterfunktion passiv durch ein Defizit entstanden ist, kann man versuchen, es zu kompensieren; ist es jedoch aktiv hergestellt worden, so reichen Kompensationsversuche oft nicht nur nicht aus, sondern sie entfalten sogar eine paradoxe Wirkung und steigern die pathogene Aktivität.

Selbstreparierende Mechanismen

Autonome Systeme haben mehrere Optionen, auf die in den vorigen Abschnitten dargestellten Dysfunktionen zu reagieren. In selbstorganisierten Systemen werden im allgemeinen innerhalb des Netzwerks von Interaktionen ihrer Komponenten gegensteuernde Regulationen wirksam (das macht solche Systeme zu selbstreparierenden Systemen).

Um *Unterfunktionen* systemintern zu kompensieren, gibt es wiederum eine begrenzte Anzahl von Operationsschemata:

1. Erregende (aktivierende) Interaktionen werden verstärkt (aktiviert).

2. Hemmende (passivierende) Interaktionen werden verringert (passiviert).

Im Falle der *Überfunktion* folgen die Schemata einem gegenläufigen Muster:
1. Erregende (aktivierende) Interaktionen werden verringert (passiviert).
2. Hemmende (passivierende) Interaktionen werden verstärkt (aktiviert).

Solche kompensatorischen oder suppressiven Mechanismen haben allerdings im allgemeinen keine gezielte und isolierte Wirkung auf die in ihrer Funktion gesteigerten oder reduzierten Komponenten; außerdem folgen aus diesen Gegensteuerungen eine Vielzahl vernetzter Reaktionen, die dann die jeweils gesamte Phänomenologie und Symptomatologie bestimmen. So kann es zu einer Abfolge von gegensteuernden und der Gegensteuerung gegensteuernden Reaktionen usw. kommen.

Sinkt zum Beispiel beim Besteigen eines Himalaya-Berges infolge des geringeren Luftdrucks (Perturbation durch Veränderung der äußeren Umwelt) der Sauerstoffgehalt des Blutes ab (Hypoxie), so reagiert der Organismus mit einer Erhöhung der Atemfrequenz (Hyperventilation). Sie führt zu einer Verschiebung des Säure-Base-Gleichgewichts im Blut zur alkalischen Seite hin (Alkalose), was zu einer Reduzierung der Atemstimulation führt. Allerdings führt eine längerdauernde Hyperventilation durch die Beeinflussung der Ausscheidung der Niere erneut zu einer Verschiebung im Säure-Base-Gleichgewicht (weg von der Alkalose), so daß die Hyperventilation auch bei längerfristigem Höhenaufenthalt denn doch nicht abnimmt (Bühlmann u. Frösch 1989, S. 19).

Generell kann gesagt werden, daß die selbstorganisierten Prozesse, die schließlich zur Symptombildung führen, stets auch Wirkungen von „Selbstheilungsmechanismen" sind. Dabei entwickeln sich hochkomplexe Reaktionsmuster, welche sich aus den genannten (hemmenden, erregenden) Interaktionsweisen zusammensetzen. Sie können im Einzelfall mehr zum dysfunktionellen Erscheinungsbild beitragen als die ursprüngliche Störung (Perturbation).

Nehmen wir den Organismus erneut als Beispiel und betrachten ihn als Ganzheit (zusammengesetzte Einheit), so lassen sich zwei prinzipielle systemische Reaktionsmuster auf innere oder äußere Störungen, die zum Verlust der Homöostase geführt haben, unterscheiden. Sie sind von Selye unter dem Oberbegriff „Streß" zusammengefaßt worden:

„Diese beiden Reaktionstypen, von denen die Homöostase im wesentlichen abhängt, sind bekannt als *syntoxisch*, von *syn*, was „zusammen" bedeutet, und *katatoxisch*, von *kata*, was „gegen" bedeutet. Der erste hilft uns, den Aggressor zu dulden, während der zweite ihn zerstört." Syntoxische Stimuli wirken eher beruhigend auf das Abwehrsystem, sie schaffen einen „Status passiver Toleranz, der eine friedliche Koexistenz mit dem Aggressor erlaubt" (Selye 1982, S. 13). In der katatoxischen Reaktion werden physiologische Veränderungen induziert, die dazu führen, daß der „Aggressor" aufgelöst und unschädlich gemacht wird.

Auch wenn die Bezeichnung Agressor zu personalisiert sein mag und es günstiger wäre, von „störender Interaktion" zu sprechen, so wird die Logik dieser beiden Muster zur Wiederherstellung der Homöostase bzw. zur Bewältigung der Störung doch deutlich. Im Falle der syntoxischen Reaktion handelt es sich um die passive Negation der Störung, im Falle der katatoxischen Reaktion um ihre aktive Negation.

Diese beiden Reaktionsmuster sind auch nach ihren Erstbeschreibern Cannon- und Selye-Reaktion genannt worden (Henry a. Stephens 1977, S. 118 ff.). In der katatoxischen Cannon-Reaktion wird die Bereitschaft des Körpers zu Kampf und Flucht sichergestellt, in der syntoxischen Selye-Reaktion treten eher depressive, hemmende Mechanismen in den Vordergrund, die sogar soweit reichen, daß Mechanismen, welche die Störung aktiv negieren (wie beispielsweise die Entwicklung von Entzündungen), gehemmt werden.[8]

Hemmung und Erregung bilden auch in diesen beiden Mustern die grundlegenden Elemente der Interaktion. Allerdings sind sie in ihrer systemischen Wirkung nicht mehr vorhersagbar, da die vielfältigen Rückkopplungen und Vernetzungen (z. B. die Hemmung von Erregung von Hemmung usw.) zu paradoxen Resultaten führen können, deren Mechanismen dem Beobachter nicht mehr durchschaubar sind.[9]

8 Zur Interpretation von Streßmustern als Möglichkeit des Körpers, seinen Interaktionsbereich zu beschreiben, siehe Simon (1993, S. 136–143).
9 Zur Unterscheidung zwischen „trivialen" (in ihrem Verhalten voraussagbaren, synthetisch determinierten, analytisch bestimmbaren, vergangenheitsunabhängigen) Maschinen (Systemen) und „nichttrivialen" (in ihrem Verhalten nicht voraussagbaren, zwar synthetisch determinierten, aber analytisch unbestimmbaren, weil vergangenheitsabhängig die interne Struktur ändernden) siehe Heinz von Foerster (1988).

Die Unterscheidung zwischen syntoxischer und katatoxischer Reaktion bzw. passiver und aktiver Negation der Störung erscheint nützlich, um allgemein die Möglichkeiten autonomer Systeme, auf äußere Bedrohungen oder Perturbationen zu reagieren, darzustellen. Sie liefern ein Schema zur Analyse der Logik von Krankheitsverläufen wie auch von individuellen und sozialen Problembewältigungsversuchen.

Die Unterscheidung „akut" vs. „chronisch"

Die diagnostische Unterscheidung zwischen akuter und chronischer Krankheit, einer akuten oder chronifizierten Dysfunktion usw. beschreibt unterschiedliche zeitliche Verläufe des „Krankheit" oder „Dysfunktion" genannten Geschehens. Im ersten Fall ist aus der Perspektive des Beobachters die Symptombildung vorübergehend, im zweiten Fall stellt er eine dauerhafte bzw. mehr oder weniger regelmäßig wiederkehrende Symptombildung fest. Die Zuschreibung der Etiketten „krank" oder „dysfunktionell" erfolgt dann längerfristig, so daß die Erwartung des Beobachters entsprechend vorgeformt wird.

Systemtheoretisch gesehen ist jede Verhaltensweise eines autonomen Systems eine Reaktion auf eine Perturbation durch eine (innere oder äußere) Umwelt. Das gilt auch für die „Krankheit", „Funktionsstörung" oder „Problem" genannten Phänomene; diese Begriffe beschreiben also einen Aspekt der System-Umwelt-Beziehung, eine Form der Interaktion zwischen dem System und seinen Umwelten.

Nehmen wir erneut den Organismus bzw. körperliche Krankheiten als idealtypisch für die Dynamik operationell geschlossener Systeme. Ihre Dynamik kann verschiedene Muster zeigen:

1. *Akute Krankheit:* Der Organismus balanciert die Störung in einer Weise, die zu einer Symptombildung führt, nach begrenzter Zeit aber wieder in ein Stadium der Symptomfreiheit „zurückkehrt". Diese Formulierung macht deutlich, daß bei der Unterscheidung akut/chronisch ein Merkmal der Beobachtung dem beobachteten System zugeschrieben wird. Sie suggeriert, der Körper sei vor und nach der Symptombildung derselbe (die „Krankheit" oder der „Aggressor" sei wieder „aus" dem Körper vertrieben, was dann zur *Restitutio ad integrum* führt); aber im Prinzip ist damit lediglich die

Unkenntnis des Beobachters über die im Laufe der Erkrankung erfolgten körperlichen Veränderungen benannt. Sie sind für ihn nicht beobachtbar. Aus der Sicht des diagnostizierenden Beobachters ist daher die Genesung lediglich am Verschwinden der Krankheitszeichen abzulesen.

Betrachtet man die System-Umwelt-Interaktion, so können die Symptome verschwinden, wenn entweder die Störung in der Umwelt, welche die Symptome ausgelöst hat, beseitigt wird (Bakterien werden z. B. durch die Aktivitäten des Immunsystems unschädlich gemacht), oder aber wenn der Körper sich auf eine Weise an die veränderte Umwelt adaptiert, daß die ursprünglich störenden Umweltbedingungen nun nicht mehr stören (so setzt z. B. die Ausbildung von Hornhaut die Verletzbarkeit durch äußere Reize herunter). In diesem Fall hat sich der Organismus strukturell verändert, und dadurch kann er seine Kohärenz als zusammengesetzte Einheit bewahren: Die Autopoiese findet weiter statt.

2. *Chronische Krankheit:* Der Organismus balanciert die Störung in einer Weise, daß die Symptombildung für lange Zeit, manchmal für den Rest des Lebens erhalten bleibt oder wiederkehrt. Sucht man wiederum nach einer Erklärung, welche die System-Umwelt-Interaktion in den Mittelpunkt des Interesses stellt, so läßt sich sagen, daß die Konstanz der Krankheitszeichen dann erhalten bleibt, wenn die ursprünglich störende und die Symptombildung auslösende Umweltveränderung persistiert, so daß auch die der Störung gegensteuernden Reaktionen erhalten bleiben (z. B. die Kropfbildung aufgrund des dauerhaften Jodmangels im Trinkwasser bei den Bewohnern hochalpiner Gegenden); oder aber der Organismus hat sich zur Bewältigung der ursprünglichen Störung in einer Weise verändert, daß es zu einer dauerhaften Symptombildung kommt, die selbst nicht durch weitergehende Umweltveränderung (Therapie) gestört wird (Muster: Narbenbildung).

Es gibt aber auch Formen chronischer Krankheit, in denen es zu Oszillationen oder Rhythmen zwischen symptomfreien und symptomatischen Zeiten kommt. Die beiden Muster, d. h. konstante und oszillierende Symptombildung, lassen sich durch jeweils spezifische Formen der System-Umwelt-Interaktion erklären. Die Komplexitäts- und die Chaostheorie liefern mathematische Modelle für funktionelle Verknüpfungen, bei denen es zu unterschiedlichen Gleichgewichtsformen kommt: einmal zu einem Gleichgewicht in einem

„fixen Punkt" (Fixpunktattraktor), in anderen Fällen zu Oszillationen zwischen mehreren Werten, bis hin zu einer nicht vorhersehbaren, chaotischen Folge von Werten (chaotischer Attraktor).

Aus der Tatsache einer regelmäßigen Wiederkehr von Symptomen kann aber nicht selbstverständlich deren „Ursache" erschlossen werden. Sowohl der Organismus als zusammengesetzte Einheit kann in der funktionellen Verknüpfung seiner Komponenten eine solche konstant oder oszillierend zur Symptombildung führende Dynamik entwickeln wie auch irgendeine Umwelt des Organismus. In jedem Fall ist die System-Umwelt-*Beziehung* konstant bzw. oszillierend. Das ist alles, was der Beobachter folgern kann.

Darüber hinaus läßt sich feststellen, daß die Autopoiese aufrechterhalten wird, auch chronische Krankheit ist Leben, manchmal auch *die* Methode des Überlebens (wenn die Symptombildung zum Beispiel als dauerhafte Kompensation einer Unterfunktion oder eines Mangels an lebensnotwendigen Umweltbedingungen entsteht). Allerdings beweist die Dauerhaftigkeit eines Symptoms nicht seine Funktionalität für das Überleben des Systems.

3. *Tod:* Die Störung führt zur Beendigung der Autopoiese, das Netzwerk von Interaktionen der Komponenten des Organismus ist nicht länger in der Lage, sich zu (re-)produzieren. Das lebende System stirbt, der Körper löst sich auf, er verliert seine bis dahin aktiv aufrechterhaltene Integrität und Kohärenz als zusammengesetzte Einheit.

Der Tod beendet Krankheit wie Gesundheit. Denn das ist es, was den kranken und den gesunden Organismus miteinander verbindet: Beide leben, beide halten die Autopoiese aufrecht.

Übertragen wir diese Muster auf die beiden anderen hier zur Debatte stehenden Systemtypen, so ist der Tod als ein Analogon zur Auflösung des Systems in seine Komponenten, dem Verlust seiner Kohärenz zu betrachten.

Wechselbeziehungen strukturell gekoppelter Systeme – Was ist Form, was ist Medium?

Welche Realität ist härter: die der Psyche, die des Körpers oder die der Kommunikation? Gibt es die Krebspersönlichkeit? Macht Ärger mit dem Chef Magengeschwüre? Verursachen „gestörte" Transmitter die Ausbildung von Wahnsystemen, und ist eine doppelbindende Kommunikationsform für verrücktes Verhalten verantwortlich zu machen? All dies sind Fragen, die sich mit den Wechselbeziehungen zwischen sozialen, psychischen und körperlichen Prozessen beschäftigen. Traditionell stellt sich dies als die – meist ideologisch überhöhte – Frage nach Ursache und Wirkung dar: Sind die im Verlaufe von akuter oder chronischer Krankheit beobachtbaren körperlichen, psychischen und sozialen Phänomene füreinander jeweils Ursache oder Wirkung?

Systemtheoretisch läßt sich diese Frage umformulieren und präzisieren: Welches System ist unter welchen Umständen als *Medium* für das andere zu betrachten, das heißt, welches weist die relativ *loser* gekoppelten Elemente auf, so daß es in der Interaktion mehr deformiert wird als das andere? Welche Realitäten sind härter: psychische, soziale oder körperliche? Wessen Elemente sind fester gekoppelt, das heißt, wessen Netzwerk von Interaktionen der Komponenten, wessen Prozeßformen sind stabiler? Welches der drei strukturell gekoppelten, operationell geschlossenen Systeme ist eher in der Lage, das andere zu perturbieren?

Auch bei einem Verständnis der Entstehung von Symptomen als Reaktionen auf Perturbationen durch eine Umwelt setzen wir eine zweite Unterscheidung (Medium) zu einer ersten Unterscheidung (Form) in Beziehung. Allerdings ist die Beziehung zwischen beiden anders als die zwischen der Statue und dem darübergeworfenen Tuch: Das Medium paßt sich nicht einfach mit seinen relativ lose gekoppelten Elementen der „härteren" Form an, sondern es „übersetzt" sie autonom in einen durch die eigene Struktur determinierten Versuch, die Störung zu kompensieren. Die Formung des Symptoms folgt also mehr der organisatorischen Logik des Mediums als der des dazu Anstoß gebenden, „ursächlichen" Systems.

Nicht alle Veränderungen in einem der drei miteinander gekoppelten Systeme führen zu Reaktionen in einem der anderen Systeme. Nicht jeder Gedanke führt zu einer Handlung, nicht jeder körperliche Ablauf ist subjektiv oder intersubjektiv wahrnehmbar. Innerhalb bestimmter Bandbreiten machen Veränderungen im einen Bereich keinen Unterschied, der für den anderen Bereich einen Unterschied machen würde.

So geschieht es beispielsweise immer wieder, daß bei Sektionen Befunde erhoben werden, die zu Lebzeiten zu keinerlei Symptombildung geführt haben bzw. deren Folgen nicht als Symptome interpretiert wurden. Menschen können offensichtlich auf große Teile ihres Gehirns verzichten, ohne daß sie selbst oder ihre Mitmenschen es bemerken würden (wie umgekehrt nicht jedem, von dem man es annimmt, wirklich ein Teil des Hirns fehlt). Arterien der Beine können verengt sein, Teile der Leber oder der Sehrinde zerstört usw., solange die jeweiligen organischen Defekte funktionell kompensiert sind, treten organische Veränderungen meist nicht ins Wahrnehmungsfeld des Beobachters. Es kommt weder zu einer der Selbstbeobachtung zugänglichen Symptombildung (Schmerzen beim Gehen, unter dem rechten Rippenbogen, Sehstörungen etc.), noch zu Auffälligkeiten, welche der Fremdbeobachtung zugänglich sind (intermittierendes Hinken, gelbe Augen, das Laufen gegen Gegenstände etc).

Zur Grenzüberschreitung (= Perturbation) und Symptombildung kommt es erst, wenn bestimmte Variablen *nicht* innerhalb der „selbstverständlichen", d. h. für die anderen Systeme keinen Unterschied machenden, Bandbreiten bleiben.

Die Frage, welche Realität härter ist – die körperliche, die psychische oder die soziale – kann nicht generell beantwortet werden. Von Fall zu Fall ist zu klären, welches Phänomen für welches Phänomen Medium ist und wie die Organisation und Dynamik der jeweiligen Medien die Kommunikation zwischen der „Krankheit" und dem diagnostizierenden Beobachter verzerrt.

Zur Klärung psychosomatischer Fragestellungen im engeren Sinne erscheint es nützlich, den *Körper als Bobachter* zu betrachten. Natürlich ist dabei der Beobachtungsbegriff nicht im umgangssprachlichen Sinne zu verstehen, sondern in der oben gegebenen engeren Definition. Wenn „beobachten" zu unterscheiden und zu bezeichnen bedeutet, so läßt sich sagen, daß jeder Organismus beobachtet. Aus der Perspektive des außenstehenden Beobachters (d. h. des Beobachters dieser Form von Beobachtung) läßt sich feststellen, daß der Organismus auf manche Umweltveränderungen (seien sie psychisch oder sozial) mit systeminternen Veränderungen reagiert, auf manche nicht. Schreibt man dem Organismus dieses Reagieren als Aktivität zu, so unterscheidet er zwischen verschiedenen Interaktionen mit der Umwelt bzw. den körperinternen Wirkungen dieser Interaktionen (erste Unterscheidung: nicht-störend / störend bzw. auf spezifische Weise störend). Und wenn er mit weiteren systeminternen Veränderungen auf diese Störungen reagiert (zweite Unterscheidung), dann produziert er de facto Zeichen (z. B. Aktivitätsmuster des Gehirns, welche als Zeichen mit Veränderungen sensorischer Zellen korreliert sind).

6. Therapeutische Prinzipien

Das therapeutische System – Akute und chronische Dreiecksbeziehungen
Die Frage, was Therapie ist, hat gewisse Ähnlichkeiten mit der Frage, was Gesundheit ist. Obwohl alle Welt den Begriff verwendet und er Bestandteil einer Reihe von Berufsbezeichnungen ist, erhält man meist nur sehr verschwommene Antworten, wenn man nach einer Definition von Therapie fragt.

Das mag zum einen daran liegen, daß unter diesem Oberbegriff viele verschiedene Aktivitäten zusammengefaßt werden, die konkret recht wenig gemeinsam haben: Was der Physiotherapeut, der Schlammpackungen verabreicht, alltäglich macht, unterscheidet sich beträchtlich von der Tätigkeit des Chirurgen, der Knochen nagelt, und von der eines Psychotherapeuten, der seinem Patienten zu Einsicht in seine frühkindlichen emotionalen Verstrickungen zu verhelfen sucht; es gibt Arbeitstherapeuten, Beschäftigungstherapeuten, Bewegungstherapeuten, Atemtherapeuten, Musiktherapeuten, Familientherapeuten, Heilpraktiker, Ärzte der unterschiedlichsten Fachrichtungen, Wunderheiler, Handauflger und Gesundbeter, die alle für sich in Anspruch nehmen, irgendwie „therapeutisch" wirksam zu werden.

Der zweite Grund, warum es so schwer ist, eine überzeugende Definition von Therapie zu erhalten, dürfte in der Verknüpfung mit dem Gesundheits- und Krankheitsbegriff liegen. Therapie zielt darauf ab, Heilung zu bringen, verlorene Gesundheit wiederherzustellen (oder so ähnlich). Wenn aber nicht klar gesagt werden kann, was Gesundheit ist, kann auch nicht klar gesagt werden, was getan werden muß, um diesen Zustand zu erreichen. Die Vorstellungen von Therapie leiten sich im allgemeinen von den Erklärungen für die Entstehung von Krankheit ab; und da die Ideen darüber sehr verschieden sind, findet sich auch – je nach zugrundegelegter Theorie – eine Vielzahl unterschiedlicher Ideen über Therapie.

Legt man eine Theorie operationell geschlossener Systeme zugrunde, speziell die bis hier skizzierten Krankheits- und Dysfunktionalitätskonzepte, dann rücken System-Umwelt-Beziehungen in den Mittelpunkt des Interesses. Symptome und andere Krankheitserscheinungen sind als strukturdeterminierte Reaktionen eines operationell geschlossenen Systems auf Störungen in einer Umwelt definiert. Krankheit beschreibt daher eine spezifische Form der Interaktion und der System-Umwelt-Beziehung.

Heilung ist demgemäß der Übergang von einer „kränkenden" zu einer „nicht-kränkenden" System-Umwelt-Interaktion oder -Beziehung. „Kränkend" soll in diesem Zusmmenhang heißen: „mit der Produktion von Phänomenen, die sozial als ‚krank', ‚problematisch' oder ‚dysfunktionell' etikettiert werden, verbunden". Der Heilungsprozeß ist das Kreuzen der Grenze vom markierten zum nicht-markierten Raum, Zustand oder Inhalt (von „krank" zu „nicht-krank"). *Therapie* ist dann die Etablierung einer Aktivität, die im Idealfall zum Kreuzen dieser Grenze, d. h. zum Verschwinden der konkreten Merkmale von „Krank"heit, führt. Der Erfolg einer Therapie läßt sich als Veränderung der System-Umwelt-Beziehung beschreiben und erklären.

Durch die (Be-)Handlung eines Therapeuten wird ein neuer Typ des Interaktionssystems geschaffen, das therapeutische System; es ist eine Art *Dreiecksbeziehung*, eine zusammengesetzte Einheit, die (zumindest) aus dem „kranken" System, einer spezifischen Umwelt und dem therapeutischen Agens (sei es der leibhaftige Therapeut, seine Handlungen oder ein Medikament) besteht. Sie treten in einer Form miteinander in Interaktion, daß die „kränkende" System-Umwelt-Interaktion ihre kränkenden Merkmale verliert. Dies kann in unterschiedlicher Form erfolgen:

1. Das *System* ändert sich in einer Weise, daß keine Symptome oder sonstigen Phänomene von Krankheitswert mehr produziert werden.

Als Beispiel aus dem organmedizinischen Bereich kann das Abklingen eines akuten Asthmaanfalls genannt werden: Während des Anfalls wird die Muskulatur der Bronchiolen durch Spasmen eingeengt, so daß vor allem die Ausatmung behindert wird. Durch derartige Ventilationsstörungen wird der Sauerstoffgehalt des Blutes reduziert, was nur durch die Mehrarbeit der Atemmuskulatur, speziell des Zwerchfells, ausgeglichen werden kann (Bühlmann u.

Froesch 1989, S. 27 f.). Die Interaktion zwischen dem System Organismus und dem lebensnotwendigen Umweltfaktor Sauerstoff ist verändert, der Organismus reagiert strukturdeterminiert mit kompensatorischen Gegenregulationen, was sich schließlich für den Beobachter in einer Symptombildung (Veränderung der Atmung und der Atemgeräusche, Atemnot etc.) manifestiert. Therapeutische Interventionen, z. B. das Sprayen eines spasmolytisch wirkenden Aerosols, welche die Krämpfe in der Muskulatur der kleinen Atemwege lösen, verändern die Systemseite der Interaktion, so daß sich die Symptomatik auflösen kann.

2. Die *Umwelt* ändert sich in einer Weise, daß keine Symptome usw. mehr produziert werden.

Um auch hier ein vergleichbares Beispiel aus dem organmedizinischen Bereich zu verwenden: Symptome von Atemnot lassen sich auch durch die Erhöhung des Sauerstoffgehalts in der Luft behandeln (Sauerstoffzelt, Sauerstoffsonde etc.). Ein viel besseres Beispiel ist jedoch die medikamentöse Behandlung bakterieller Infektionen. Durch die Gabe von Antibiotika wird in den Stoffwechsel der Bakterien, z. B. das Wachstum ihrer Zellwand, eingegriffen, so daß sie sich nicht mehr in der sonst zu erwartenden Weise vermehren können. Dies ist eine Änderung der Umweltbedingungen, die es dem infizierten Organismus ermöglicht, die Infektion mit den Mitteln seines eigenen Immunsystems zu bewältigen.

Dieses Beispiel macht auch deutlich, daß es wahrscheinlich günstiger wäre, nicht unspezifisch von „Umwelt" zu sprechen, sondern hier eine genauere Markierung vorzunehmen und im Einzelfall diagnostisch zu spezifizieren, welches die mit dem Organismus interagierenden Komponenten (zusammengesetze oder nicht-zusammengesetzte *Einheiten*) sind, die zu den Krankheitszeichen führen, bzw. – noch spezifischer – welches die „kränkenden" Interaktionen sind.

Die Veränderung des „erkrankten" operationell geschlossenen Systems (Organismus) wie die Veränderung der jeweils spezifischen Umweltvariablen (die selbst operationell geschlossene Systeme sein können, siehe Bakterien) sind Möglichkeiten, die Interaktion zwischen System und Umwelt zu verändern. Sie schließen sich gegenseitig nicht aus, sondern lassen sich im konkreten Einzelfall kombinieren.

Bezogen auf die zeitliche Dauer der Notwendigkeit solcher Interventionen, ist analog der Kategorisierung von Krankheiten die Unterscheidung zwischen *akuten* und *chronischen* Therapien angebracht. Sie läßt sich folgendermaßen skizzieren:

1. Akute therapeutische Interventionen haben den Charakter von Notfallmaßnahmen. Die Etablierung eines therapeutischen Systems ist vorübergehend: eine Ausnahmesituation. Die therapeutischen Aktivitäten sind zeitlich eng begrenzt. Nach ihrer erfolgreichen Beendigung wird aus der Dreierbeziehung erneut eine Zweierbeziehung, das heißt, es erfolgen keine weiteren, von außen kommenden therapeutischen Interventionen, und das therapeutische System löst sich auf.

2. Chronische therapeutische Maßnahmen und die Etablierung eines therapeutischen Systems werden dauerhafter Teil des Alltags. Therapeutische Interventionen sind zeitlich nicht begrenzt, sie werden lebenslang (zyklisch, oszillierend oder andauernd) vollzogen. Ihr Erfolg ist daran gebunden, daß aus der gestörten System-Umwelt-Zweierbeziehung auf Dauer eine Dreierbeziehung wird.

Als Beispiel mag hier die Nutzung der künstlichen Niere angeführt werden. Sie stellt gewissermaßen solch einen Dritten dar, ein Agens, das lebenserhaltende Funktionen für den Organismus übernimmt. Gelänge es, eine Nierentransplantation durchzuführen, die keiner dauerhaften Nachbehandlung bedürfte, so wäre dies eine Intervention, die im Sinne der Änderung des Systems zu verstehen ist. Eine vorübergehende Maßnahme hätte ein chronifiziertes therapeutisches System überflüssig gemacht.

Bei chronischen Therapiebeziehungen wird im allgemeinen eine Anpassungs- und Überlebensfunktion, die das System selbst nicht erbringt, von einem therapeutischen Agens bzw. durch dessen Funktion vollzogen. Dies ist zunächst nicht mehr als eine Beschreibung, denn es ist beides möglich: daß die Überlebensfunktion vom System nicht vollzogen wird, weil es dazu nicht in der Lage ist, oder daß sie nicht vollzogen wird, weil sie bereits durch die Therapie gesichert wird.

Suppression und Substitution

Symptome, die als Zeichen einer gestörten Homöostase, d. h. der Über- oder Unterfunktion, erscheinen (Phänotyp), können unterschiedlicher Genese sein (Genotyp). Wo immer normalerweise zwei antagonistisch wirksame Variablen (*p* und *q*) sich balancieren und eine Art (Fließ-)Gleichgewicht aufrechterhalten, kann die Überfunktion der einen Variable (z. B. *p*) als Unterfunktion der anderen (*q*) erscheinen oder die Unterfunktion der einen (*p*) als Überfunktion der anderen (*q*). Auf der phänomenalen Ebene des synergetisch erzeugten Gleichgewichts oder Ungleichgewichts wird ihre relative Gewichtung wirksam. Wo die Tendenz, nach rechts zu laufen, ein wenig größer ist als die Tendenz, nach links zu laufen, ist das Resultat, d. h. die tatsächlich beobachtbare Bewegung, eine – je nachdem wie groß die Rechts-links-Differenz ist – engere oder weitere Rechtskurve.

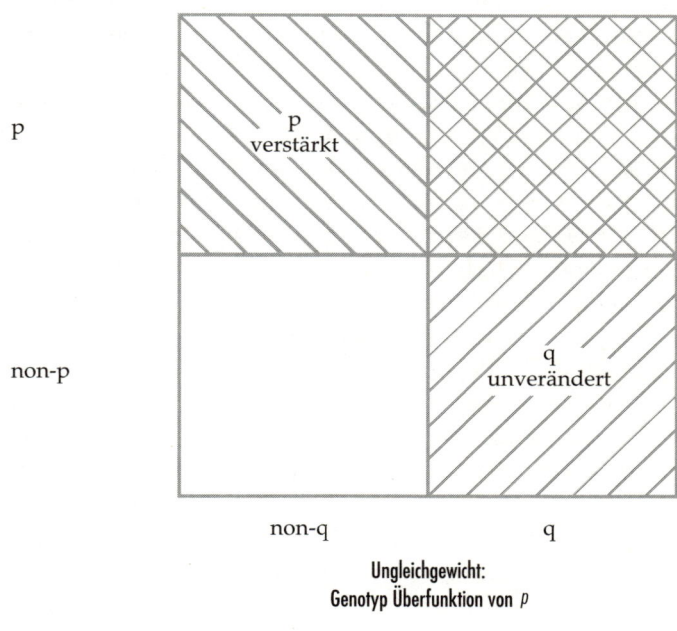

Abb. 15

Beginnen wir beim ersten Typ, dem Genotyp *Überfunktion* der einen Variable (z. B. p).

Sie stellt sich, je nachdem welche Variable beobachtet wird, als Überfunktion von *p* oder Unterfunktion von *q* dar. Aus diesen beiden unterschiedlichen Beschreibungen leiten sich im medizinischen und therapeutischen Alltag unterschiedliche Interventions-strategien ab, die hier – etwas schematisiert – als *Suppressions-* und *Substitutions*behandlung bezeichnet werden sollen. Aber auch systemimmanente Selbstheilungsmechanismen folgen der hier dargestellten Logik:

Die Suppressionsbehandlung beruht darauf, daß die therapeutischen Interventionen die Quantität von p verringern, das heißt, die zugrundeliegenden Aktivitäten werden durch die therapeutischen Maßnahmen gehemmt, gedämpft, unterdrückt.

Ergebnis ist im Idealfall die Wiederherstellung des Gleichgewichtes.

Dies gilt auch für die Alternative, daß das phänotypische Ungleichgewicht als Unterfunktion von q interpretiert wird. In solch einem Fall wird im allgemeinen, dem scheinbar gesunden Menschenverstand folgend, mit der therapeutischen Substitution des als „zu niedrig" beschriebenen Faktors (q) geantwortet. Dasselbe Ergebnis können auch systeminterne Regulationen haben, wenn die „Selbstbeobachtung" des Organismus das Ungleichgewicht als Unterfunktion von q „interpretiert" und mit einer Steigerung von q reagiert. Der Gleichgewichtszustand, der so erreicht wird, liegt allerdings auf einem erheblich erhöhten Niveau für beide Variablen.

Hier liegt der Unterschied zum Effekt von Substitution, wenn Phänotyp und Genotyp übereinstimmen. Der Genotyp *Unterfunktion* basiert auf einer Verringerung einer der beiden antagonistisch wirksamen Variablen (z. B. q) (siehe Abb. 16).

Die kompensatorische Substitution von q sorgt für die Wiederherstellung eines Gleichgewichtes auf einem mittleren Niveau.

Wird das Ungleichgewicht jedoch als Überfunktion von p beschrieben, so ist die quasi-logische Interventionsform die Suppression von p, was zu einem Gleichgewicht auf einem niedrigen Niveau der beiden Variablen führt. Auch hier gilt wieder: Systeminterne Regulationen des Organismus können dieselben Effekte erzielen.

Interventions- oder Regulationsformen, die dieser Gleichgewichtsmechanik folgen, können allerdings nur dann erfolgreich sein, wenn die beiden Variablen relativ isoliert gegenüber komplexeren Vernetzungen sind. Das ist zum Beispiel immer dann der Fall, wenn es sich um rein mechanische Wirkungen handelt. Die Unterfunktion der stabilisierenden Eigenschaften eines gebrochenen Knochens lassen sich durch eine Schiene, einen Nagel, einen Gipsver-

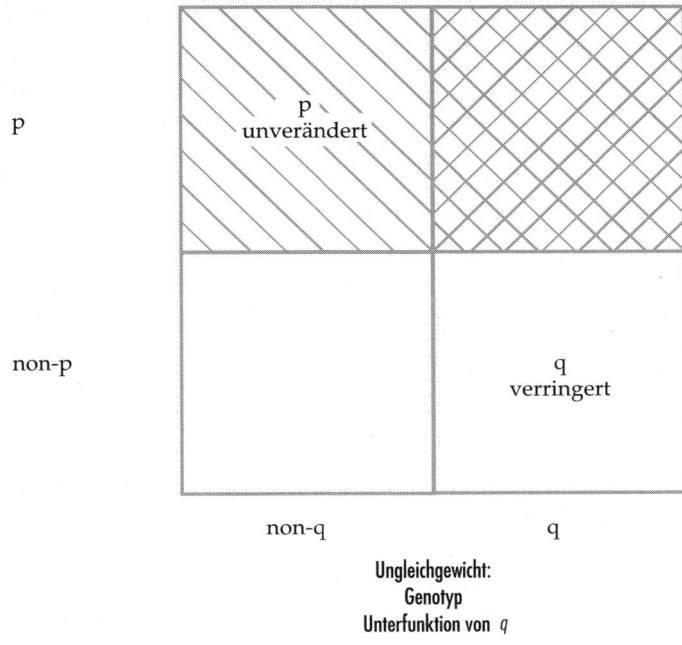

p

p
unverändert

non-p

q
verringert

non-q   q

Ungleichgewicht:
Genotyp
Unterfunktion von *q*

Abb. 16

band oder etwas Ähnliches substituieren. Alle prothetischen Maßnahmen gehören in die Kategorie substituierender therapeutischer
Maßnahmen. Auch beim Ausfall bestimmter Gewebesorten, die
lebenswichtige Stoffe produzieren, z. B. Hormone, lassen sich substituierende Maßnahmen erfolgreich durchführen.

Als Beispiel für eine supprimierende Behandlung mögen ganz
banal Wadenwickel bei Fieber dienen, aber auch – um das Spektrum
der Hausmittel zu verlassen – immunsuppressive Maßnahmen bei
Autoimmunerkrankungen.

Die hier dargestellten Interventionstypen beruhen darauf, daß
eine (therapeutisch wirksame) Umwelt des symptomproduzieren-
den Systems (z. B. des Organismus) *kontrollierende* bzw. *kompensierende* Funktionen übernimmt. Das jeweilige Gleichgewicht wird nun
von einer *zusammengesetzten Einheit*, dem therapeutischen System,
aufrechterhalten; sie besteht aus dem behandelten System in seiner
bisherigen Umwelt plus dem therapeutischen Agens. Die Selbst-

95

steuerungsmechanismen des dysfunktionellen Systems sind nicht in der Lage, Symptomfreiheit, eventuell nicht einmal das Überleben zu sichern. An die Stelle der Innensteuerung tritt nun die Außensteuerung. Der Regelkreis umfaßt das dysfunktionelle System plus das therapeutische Agens. Dabei wirkt die Therapie als ein Abweichung verhindernder, negativer Rückkopplungsmechanismus: Wird eine bestimmte Maximalgrenze des Wertes einer Variablen überschritten („zu viel"), so wird eine *suppressive* Funktion durch das therapeutische Agens vollzogen; wird eine bestimmte Minimalgrenze überschritten („zu wenig"), so werden entsprechend *substitutive* Gegenregulationen aktiviert.

Falls Unter- oder Überfunktion nur vorübergehend waren, können auch die therapeutischen Maßnahmen wieder eingestellt werden. Werden derartige Aktivitäten nicht mehr vom System (dem Organismus, der Psyche, dem sozialen System) selbst übernommen, ist der Erhalt des Gleichgewichts an die Chronifizierung des therapeutischen Systems gebunden.

Es gilt daher zu unterscheiden, ob es sich jeweils um eine vorübergehende oder dauerhafte Funktionsstörung handelt. Eine Krücke ist eine wichtige Unterstützung, wenn ein Bein nicht belastbar ist; aber der dauerhafte Gebrauch einer Krücke kann auch verhindern, daß ein Bein belastungsfähig wird.

Paradoxe Interventionen

So einfach, wie die im vorigen Abschnitt dargestellte Gleichgewichts-logik suggeriert, sind therapeutische Interventionen allerdings in der Regel nicht, da lebende Systeme hochkomplex sind, d. h. in ihrem Gesamtzustand von mehr als nur zwei interdependenten Variablen abhängen. Es ist also immer ein gewisser Reduktionismus, wenn Gleichgewichtsmetaphern zur Beschreibung solch komplexer Systeme wie menschlicher Organismen oder Gesellschaften verwendet werden.

Auf der anderen Seite läßt sich nicht leugnen, daß kein Beobachter umhin kommt, die Komplexität der von ihm beobachteten Phänomenbereiche zu reduzieren, um zu Beschreibungen zu gelangen, aus denen er Handlungsanweisungen ableiten kann. Das gilt für das Erkenntnisinteresse des Durchschnittsbürgers wie des Therapeuten, nur mit dem Unterschied, daß der Therapeut eine Form der Komplexitätsreduktion wählen muß, die ihm therapeutische Interventionen ermöglicht. Insofern muß die Gleichgewichtsmetapher auf ihren therapeutischen Nutzen hin überprüft werden.

Unter diesem Aspekt kann festgestellt werden, daß ihre Nützlichkeit davon abhängt, ob die beiden jeweils betrachteten Variablen für die Entwicklung von Symptomen relevante Aspekte der Systemdynamik erfassen. Eine „holistische", das „ganze" System erfassende Beschreibung ist utopisch, da jeder Beobachter Unterscheidungen vornehmen und insofern immer eine Selektion seiner Wahrnehmungen vornehmen muß. Die Frage ist also nicht „Reduktion, ja oder nein?", sondern „Welche Reduktion der Komplexität?" bzw. „Welche Variablen müssen untersucht werden, und wie müssen sie aufeinander bezogen werden?" Für eine Therapietheorie heißt dies: Beschreiben die Variablen diejenigen Interaktionen des autopoietischen Netzwerks der Interaktionen, die mit der Bildung und Beseitigung von Symptomen korreliert werden können?

Die Nützlichkeit und das Risiko von Gleichgewichtsmodellen liegt darin, daß sie die Aufmerksamkeit auf die Dynamik des Systems lenken. Die Gefahr besteht darin, daß *mechanische* Gleichgewichtsvorstellungen damit verbunden werden. Mechanische Systeme bewahren ihren Zustand, es sei denn, eine von *außen* kommende Kraft wirkt auf sie ein. Haben sie ihr Gleichgewicht verloren, so können sie es wiedergewinnen, wenn – wiederum von außen – eine Kraft in entgegengesetzter Richtung wirksam wird. Das System selbst bleibt das *passive* Objekt, das – gewissermaßen *außengesteuert* – diesen Kräften ausgesetzt ist.

Autonome, operationell geschlossene Systeme sind dieser Form des Gleichgewichts zwar auch ausgesetzt, es handelt sich dabei aber nicht um das Phänomen, welches durch den Begriff des „systemischen Antagonismus" bezeichnet ist. Denn solche Systeme sind in der Lage, *innengesteuert* ihr Gleichgewicht wiederherzustellen, wenn es durch äußere Störungen beeinträchtigt ist. Sie können durch das interne Netzwerk der Interaktionen ihrer Komponenten Gegenregulationen vornehmen, die zum Wiedergewinnen des Gleichgewichts führen. Auch wenn die zugrundeliegenden internen Strukturen und ihre Aktivitäten im Einzelfall von außen nicht durchschaubar sind, so ist ihre Funktion, das Resultat ihres Operierens beobachtbar: die Stabilität bestimmter Zustände.

Ob Gleichgewichtszustände normalerweise aktiv und autonom oder passiv erhalten werden, hat weitreichende Konsequenzen für die Therapie – d. h. wenn sie verloren gegangen sind. Berücksichtigt man, daß lebende Systeme selbstreparierend sind und auf alle Verstörungen durch Umweltereignisse mit Gegenregulationen reagieren, so sind die der Symptombildung zugrundeliegenden generierenden Mechanismen immer als Versuche zu bewerten, ein Gleichgewicht *aktiv* wiederherzustellen. Im Rahmen *längerer* Krankheitsprozesse diagnostizierte Über- oder Unterfunktionen sind also nicht einfach das passive Resultat eines Zuwenig oder Zuviel, das durch eine von *außen* kommende Kraft kontrolliert oder kompensiert werden könnte. So paradox es klingen mag: *Das vom Beobachter feststellbare Ungleichgewicht ist häufig eine Form des Gleichgewichts*, d. h. das Resultat eines komplexen Gegenregulations- und Adaptationsprozesses, der zu einem neuen relativen Gleichgewicht geführt hat.

Dies führt nahezu zwangsläufig zu „paradoxen"[1] Resultaten von Interventionen, die sich am mechanischen Gleichgewichtsmodell orientieren. Was aus der Sicht des Beobachters als Ungleichgewicht bewertet wird, ist aus der Sicht des Systems bereits wieder eine Form des Gleichgewichts. Jeder Versuch, in einer kontrollierenden oder kompensierenden Weise zu intervenieren, ist dann für das System eine Perturbation, d. h. eine neue Störung des Gleichgewichts, die mit Gegenregulationen beantwortet wird. So kommt es, daß paradoxe therapeutische Effekte erzielt werden. Beruhigungsmittel wirken dann anregend, die Tasse Kaffee vor dem Zubettgehen wirkt schlaffördernd, der „Upper" macht „down" und der „Downer" macht „high". Und hilfreich gemeinte Interventionen werden zur Ursache von Katastrophen.

Dabei muß zwischen akuten und chronischen Symptombildungen unterschieden werden: Im Fall der Chronifizierung kann man davon ausgehen, daß ein neues, mit dem Überleben vereinbares Gleichgewicht erlangt worden ist, das heißt, die Störung des Systems hat nicht akut zu seiner Desintegration, zum Tod geführt. Auto-

---

1 Die Verwendung des Begriffs „paradox" ist in diesem Zusammenhang zwar logisch fragwürdig, da es sich im allgemeinen nicht um Paradoxien im logischen Sinne handelt. Aber er ist nun einmal eingeführt und bezeichnet Reaktionen, die den Erwartungen entgegengesetzt sind.

poietische Systeme unterscheiden durch ihre Operationen ja nicht zwischen gesund und krank, sondern lediglich zwischen lebend und nicht-lebend. Treten die Symptome akut auf, so kann der Beobachter, der zwischen krank und gesund unterscheidet, nicht sicher sein, ob es dem Organismus gelingt, die Gleichgewichtsstörung zu kompensieren und sich autonom und innengesteuert weiterhin als lebend zu unterscheiden. Daher ist es in solchen Notfällen häufig die einzig lebenserhaltende Interventionsform, vorübergehend kompensatorische und kontrollierende Funktionen zu übernehmen, da das System autonom nicht mehr lebensfähig ist. Wenn die Atmung aussetzt, das Herz nicht mehr schlägt, so sind außengesteuerte Aktivitäten erforderlich, um die nötigen regulativen Maßnahmen sicherzustellen.

Dieselben komplexen Gleichgewichtsmechanismen, die dazu führen, daß therapeutische Effekte nicht-intendierte paradoxe Wirkungen haben können, lassen sich aber auch bewußt für die Entwicklung therapeutischer Strategien nutzen. Sie werden im allgemeinen „paradoxe Interventionen" genannt, weil sie dem „gesunden" (am mechanischen Paradigma orientierten) Menschenverstand zu widersprechen scheinen. Doch bei näherer Betrachtung sind sie weder paradox noch widersinnig, sondern logisch schlüssig, wenn man die Funktionsweise des jeweils behandelten Systems berücksichtigt. Ein Alltagsbeispiel mag dies illustrieren: In den Ländern Nordafrikas und des vorderen Orients trinken die Menschen, wenn sie sehr schwitzen, heißen Pfefferminztee. Auf den ersten Blick erscheint es widersinnig, Gleiches durch Gleiches, Hitze durch Hitze zu bekämpfen. Doch die Erfahrung beweist, daß das Trinken heißen Tees erfrischt. Und die Erklärung dafür ist relativ einfach: Wird das Körperinnere erhitzt, so reagiert der Organismus mit einer verstärkten Durchblutung der Akren, der Finger- und Zehenspitzen, wodurch Wärme abgegeben wird; in diesem Gebiet besteht die größte Variabilität der Durchblutung, das heißt, hier liegt das größte Potential der Wärmeregulation; intern gesteuert wird es aber durch die Temperatur in der Magengegend, die sich durch das Trinken von heißem Tee – mehr als durch die Umgebungstemperatur allein – „paradox" beeinflussen läßt. Das Trinken sogenannter „Colddrinks", das der vermeintlich gesunde Menschenverstand nahelegt, hat zwar unmittelbar eine kompensatorische (kühlende) Wirkung, langfristig führt es aber durch die Abkühlung des Körperinneren zum gegenteiligen Effekt: Die Durchblutung der Akren wird gesenkt, der Organismus gibt weniger Wärme ab, und als Konsequenz werden mehr „Colddrinks" konsumiert. Solche paradoxen Interventionen nutzen die Organisation des zu behandelnden Systems, d. h. die innere Logik seines Funktionierens, für indirekt zielgerichtete Interventionen. Sie bezwecken, die Fähigkeiten des Systems zur Selbstreparatur zu aktivieren und zu nutzen.

Interventionen in operationell geschlossene Systeme

Jeder Therapeut hat in autonome, operationell geschlossene Systeme zu intervenieren, ob er sich nun auf die Beeinflussung der System- oder der Umweltseite der Beziehung kapriziert: Die relevante Umwelt besteht meist auch aus operationell geschlossenen Systemen (Bakterien, Mitmenschen etc.). Und solche Systeme sind innengesteuert und strukturdeterminiert, das heißt, sie verhalten sich jeweils entsprechend ihrer aktuellen internen Strukturen und Zustände.

Interventionen im Sinne einer das Ergebnis determinierenden geradlinigen Ursache-Wirkungs-Beziehung, die sogenannte „instruktive Interaktion" (Maturana 1978, S. 243), ist mit ihnen nicht möglich. Sie funktionieren nicht wie triviale Maschinen nach klar zuzuordnenden Input-Output-Relationen, sondern wie nicht-triviale Maschinen, das heißt, die Beziehung zwischen Input und Output ist nicht vorhersehbar, da sie von systeminternen Prozessen bestimmt ist, die sich geschichtsabhängig wandeln. Und berechen- und vorhersagbar sind ihre Verhaltens- und Reaktionsweisen nur, soweit ihre aktuellen internen Strukturen dem Beobachter zugänglich und durchschaubar sind.

Deswegen ist der Begriff der Heil*kunst* wohl angemessen, um ein erfolgreiches Intervenieren in solche Systeme zu bezeichnen.

Wie kann zielgerichtet behandelt werden, wenn in solche Systeme nichts Fremdes eindringen kann und lediglich Störungen oder Anregungen (Perturbationen) von außen möglich sind, wenn das autopoietische System nur zwischen „Selbst" und „Nonsens" zu unterscheiden vermag?

Wollen wir therapeutisch intervenieren, bleibt uns nur die Möglichkeit, diese Fähigkeit zur Selbst-Nonsens-Unterscheidung des Systems zu nutzen. Interventionen müssen den systemimmanenten Sinnkriterien entsprechen, das heißt, es müssen *innerhalb* des Netzwerks von Interaktionen, die das System in seiner gegenwärtigen Struktur erhalten, „sinnvolle" Veränderungen vorgenommen werden. Die Verwendung des Sinn-Begriffs mag hier ein wenig fragwürdig erscheinen, da damit ja auch intraorganismische, biochemische und physikalische Prozesse bezeichnet werden; „Sinn" soll in diesem Zusammenhang heißen, daß das System über Schemata verfügt, auf bestimmte Klassen von Ereignissen zu reagieren. Wann immer ein Ereignis vom System dieser Klasse entsprechend „erkannt" (unterschieden) wird, wird das entsprechende Schema aktiviert. Wenn es kein Schema gibt, auf ein Ereignis zu reagieren, so bleibt es sinnlos, und das System reagiert nicht.

Unter dieser Voraussetzung gibt es mehrere Möglichkeiten der Intervention:

1. Komponenten des Systems können erregt (aktiviert, stimuliert, angeregt) werden, so daß sie im Netzwerk der Interaktionen in quantitativ stärkerem Maße wirksam werden.

2. Komponenten des Systems können gehemmt (passiviert, supprimiert, gestört) werden, so daß sie im Netzwerk der Interaktionen in quantitativ geringerem Maße wirksam werden.[2]

Zu diesen Typen sind auch Interventionen zu rechnen, die auf der *Simulation* der Operationen von Komponenten beruhen. Es können Interaktionen nach dem So-tun-als-ob-Muster stattfinden, das heißt, Agentien (z. B. Medikamente, Kommunikationen o.ä.) werden wirksam, die aus der Sicht des außenstehenden Beobachters als „fremd" klassifiziert werden, vom System jedoch als „sinnvoll", d. h. „zum Selbst gehörig", behandelt werden. Solche Interventionen werden als Elemente des Netzwerks wirksam. Derartige simulierte Komponenten können eine hemmende oder erregende Wirkung haben, je nachdem ob sie dazu führen, daß andere Komponenten mehr oder weniger wirksam werden. So können Medikamente biochemische Bindungen eingehen, die verhindern, daß körpereigene Stoffe spezifische Rezeptoren besetzen, wodurch dann ihr

---

2 Es sei hier ausdrücklich noch einmal auf die bereits oben erwähnte Parallele zu den *Theorien* der traditionellen chinesischen Heilkunst hingewiesen. Sie geht von einer Über- oder Unterfunktion der Organe als Resultat des Ungleichgewichts innerhalb eines polaren Kraftfeldes aus. Und ihr therapeutisches Konzept beruht auf der Idee der „Tonisierung" bzw. „Sedierung" der jeweils in ihrer Funktion gehemmten oder gesteigerten Organe (Pálos 1963, S. 53 ff.).

Wirksamwerden verhindert wird; oder sie können durch die Besetzung solcher Rezeptoren bewirken, daß andere Stoffe wirksam werden können usw.

Nehmen wir die Beseitigung des Symptoms als Therapieziel, so müssen Interventionen so gestaltet sein, daß entweder

1. die bisherigen Prozesse (Netzwerke von Interaktionen), die zur Symptombildung und -erhaltung führen, gehemmt oder gestört werden; *oder*

2. neuartige Prozesse (Netzwerke von Interaktionen), die zur Symptombeseitigung führen, erregt oder etabliert werden.

Dabei sollte aber klar sein, daß die Auflösung alter und die Kreation neuer Interaktionsmuster daran gebunden ist, bislang schon bestehende Muster zu nutzen und eventuell neu zu kombinieren.

Um all dies auf eine Formel zu bringen: Nur solche Interventionen können eine therapeutische Wirkung entfalten, die für das betreffende System *sinnvoll* oder sinnstiftend sind, das heißt, *Therapie ist immer Kommunikation*.

Doch Kommunikation ist natürlich für ein System wie die Zelle, in dem sie sich auf die biochemische Ebene beschränkt, etwas ganz anderes als für ein System wie die menschliche Psyche oder für soziale Systeme wie die Familie, in deren Therapie es weniger metaphorisch um Sinn und Sinnstiftung geht.

7. Soziale Funktionen von Therapie

Die Korrektur von Abweichung

Die Symptome körperlicher Krankheiten einzelner Menschen können für soziale Systeme Störungen darstellen, die ihre Existenz bedrohen. Um die notwendigen Kommunikationen sicherzustellen, welche die Elemente des sozialen Systems bilden, bedarf es bestimmter körperlicher und geistiger Voraussetzungen der miteinander kommunizierenden Individuen. Wenn sie nicht mehr gegeben sind, fehlen die Umweltvoraussetzungen für das Fortbestehen des betreffenden sozialen Systems, es „stirbt", das heißt, es hört auf, aktiv realisiert zu werden.

Die zur Aufrechterhaltung bestimmter sozialer Systeme innerhalb einer Gesellschaft nötigen Fähigkeiten der Kommunikationspartner variieren stark. Sie werden durch mehr oder weniger lange formale oder informelle Ausbildungen erworben. Allen gemeinsam ist aber, daß gewisse basale Kommunikations- und Handlungskompetenzen vorausgesetzt werden, die es dem einzelnen überhaupt erst ermöglichen, am gesellschaftlichen Leben teilzunehmen – und dadurch gesellschaftliche Strukturen zu erhalten. Die Erwartung, daß diese Fähigkeiten selbstverständlich vorausgesetzt werden können, sind in den meisten Gesellschaftsformen mit dem „Erwachsenen"-Status verknüpft. Innerhalb einer gewissen Altersspanne – zwischen ca. 21 und 65 Jahren (plus oder minus ein paar Jahren) – wird zum Beispiel in westlichen Gesellschaften als selbstverständlich und normal vorausgesetzt, daß das Individuum *körperlich und geistig* über die Handlungsmöglichkeiten verfügt, die es ihm ermöglichen, die Spielregeln des Alltagslebens zu befolgen; damit verbunden ist die Erwartung, daß es körperlich und auf der Verhaltensebene keine Phänomene produziert, die zu weit vom erwarteten Durchschnitt *abweichen*. Sie sollen hier unter dem Namen

„abweichende Phänomene" zusammengefaßt werden; damit ist – um dies deutlich zu unterstreichen – noch nichts über ihre „Krankheit" oder „Normalität" gesagt, sondern lediglich darüber, daß sie für den oder die *Beobachter* einen Unterschied zum selbstverständlich Erwarteten darstellen. Es liegt zum Beispiel nicht innerhalb des selbstverständlichen Erwartungshorizonts in unserer Gesellschaft, wenn eine Person bewußtlos auf dem Bürgersteig liegt, sich in der Untergrundbahn übergibt, ihren Namen nicht mehr weiß, inkohärent vor sich hinlallt, sich ständig ans Herz faßt, hustet und Schmerzensschreie ausstößt, das Bein nachzieht oder Eiterbeulen im Gesicht hat.

Wie in einem sozialen System mit solchen abweichenden Phänomenen umgegangen wird, hängt davon ab, wie sie beschrieben, erklärt und bewertet werden. Dies entscheidet auch, welche gesellschaftlichen Subsysteme und Institutionen für die Behandlung derartiger Abweichungen zuständig sind.

Dabei sind zwei unterschiedliche Typen der *Bewertung* solch abweichender Phänomene entscheidend für die Reaktionen sozialer Systeme:

1. Abweichende Phänomene werden als *nicht störend* für ein soziales System bewertet.

2. Abweichende Phänomene werden als *störend* für ein (oder mehrere) soziale Systeme bewertet.

Über den ersten Typ braucht nicht viel gesagt zu werden. Der Umgang mit solchen Phänomenen bleibt weitgehend Privatsache. Eine große Zahl körperlicher Symptome wie Magengrimmen, Aknepickel und kariöse Zähne sind dieser Kategorie zuzuordnen, da sie im allgemeinen sozial nicht sehr störend sind. Es fragt sich sogar, ob sie wirklich korrekt als „abweichend" klassifiziert sind, da nicht unbedingt die Erwartung besteht, kariesfreie Zähne oder keine Pickel zu haben; und störend wirken sie nur, wenn der Magen sehr laut grimmt oder schlechte Zähne mit extremem Mundgeruch verbunden sind. Daher erfolgt meist keine Reaktion durch das soziale System. Erst die indirekten Folgen – der Besitzer des grimmigen Magens oder der schlechten Zähne fällt als Arbeitskraft aus, ärgert seine Frau und haut die Kinder – führen möglicherweise zu sozial störenden Effekten; dadurch kann solch ein Symptom indirekt zu einem Phänomen des zweiten Typs werden.

Werden die abweichenden Phänomene als störend bewertet, entscheidet ihre *Erklärung*, wie sie weiter behandelt werden. Und auch hier läßt sich wieder eine binäre Unterscheidung finden:

1. Die Ursache oder Schuld für solch ein abweichendes Phänomen wird dem betreffenden Individuum als *handelndem Subjekt* zugeschrieben.

Derartige Phänomene werden dann als Folge der Entscheidung eines schuldfähigen, eigenverantwortlichen Menschen angesehen, der im Vollbesitz seiner geistigen Kräfte ist. Dabei handelt es sich entweder um Verhaltensweisen eines Individuums, die dann eben als Handlungen betrachtet werden, oder aber um irgendwelche körperlichen Zustände oder Ereignisse, die als Folge von Handlungen erachtet werden (z. B. Wunden durch Selbstverletzungen).

Das Individuum bzw. die Motive für sein Handeln sind verstehbar, das heißt, die generierenden Mechanismen für die betreffenden Verhaltensweisen erscheinen per Einfühlung in ihre innere Organisation nachvollziehbar.

Für so erklärte bzw. verstandene und bewertete *abweichende Verhaltensweisen* werden im allgemeinen nicht therapeutische Behandlungsmaßnahmen ergriffen, sondern disziplinarische. Dementsprechend ist, falls Institutionen aktiv werden, auch nicht das Gesundheitssystem zuständig, sondern Institutionen mit einer disziplinarischen oder strafenden Aufgabenstellung. Sie haben hier die Funktion, für die Beseitigung der Störung des sozialen Systems zu sorgen.

Ganz anders sieht es aus, wenn die Erklärung der zweiten Klasse entstammt.

2. Die Ursache oder Schuld für solch ein abweichendes Phänomen wird einem *autonomen* (z. B. körperlichen) Geschehen zugeschrieben, das nicht dem Einfluß oder der Kontrolle der betreffenden oder betroffenen Person unterworfen ist.

Derart kategorisierte Phänomene werden *nicht* als Handlungen oder Folgen von Handlungen eines Subjekts angesehen. Sie sind nicht verstehbar, sondern nur erklärbar. Eine solche Zuschreibung ist daher mit dem Freispruch von individueller Schuld verknüpft.

Zu dieser Klasse von Ereignissen oder Zuständen gehören alle Phänomene, die als Symptome von Krankheiten identifiziert werden. Wird das abweichende und störende Phänomen als Symptom klassifiziert, so ist das Gesundheitssystem zuständig, Therapeuten sind gefragt. Der Heiler, dem es gelingt, zur Beseitigung solcher Symptome eines Individuums beizutragen, übernimmt nicht nur für das System Organismus eine korrigierende Funktion, sondern auch für das durch die Symptombildung gestörte soziale System (z. B. eine Familie, ein Unternehmen). Therapie gewinnt hier eine Abweichung korrigierende bzw. reduzierende soziale Funktion.

Symptome als „Probleme"

Was für autonome, operationell geschlossene Systeme im allgemeinen gesagt wurde, gilt auch für soziale Systeme: Sie funktionieren so, wie sie funktionieren, und auf Störungen, Dysfunktionen und Gleichgewichtsverluste antworten sie mit Gegenregulationen. Sie sind innerhalb einer weiten Bandbreite in der Lage, sich selbst zu reparieren.

Was eine Störung, eine Dysfunktion oder eine Gleichgewichtsstörung ist, wird wiederum – wie beim Symptom – sozial definiert. Der Unterschied zwischen dem Organismus und dem sozialen System besteht allerdings darin, daß diese Definition bzw. die Kommunikation über sie Element des sozialen Systems ist: ein Aspekt der Selbstbeschreibung des Systems.

Da sich soziale Systeme in erster Linie über Beobachtung und Kommunikaion über Beobachtung strukturieren, ist die kommunikativ validierte Bewertung eines Phänomens als „störend", „dysfunktionell" etc. schon eine Reaktion auf das Phänomen selbst und der erste Schritt in Richtung auf Störungsbeseitigung oder auch Chronifizierung.

Symptome aller Art sind nicht die einzigen möglichen Störungen, auf welche soziale Systeme reagieren. Sie sind lediglich Sonderfall einer Klasse von Phänomenen, die man unter dem Etikett „Problem" zusammenfassen kann. Problem ist, was als „Problem" benannt und bewertet wird. Phänomene, welche das reibungslose Funktionieren eines sozialen Systems beeinträchtigen, haben große Chancen, zum Problem ernannt zu werden.

Dabei lassen sich, analog den am Beispiel des Organismus dargestellten Typen von Funktionsstörungen, zwei Klassen von Problemen gemäß der sie generierenden Mechanismen unterscheiden:

1. Probleme, die dadurch entstehen, daß etwas *getan* wird, was besser unterlassen würde.

2. Probleme, die dadurch entstehen, daß etwas *unterlassen* wird, was besser getan würde.

Im ersten Fall wird das Problem *aktiv* durch die Verhaltensweisen von einer oder mehreren Personen produziert (Überfunktion).

Im zweiten Fall entsteht es dadurch, daß zur Problemfreiheit nötige Verhaltensweisen nicht vollzogen werden, das heißt, es entsteht durch die *Passivität* der handelnden Personen (Unterfunktion). Die Problemlösestrategien ergeben sich analog zu den oben dargestellten Behandlungsprinzipien von Über- und Unterfunktion. Im ersten Fall könnte es zum Beispiel zur Lösung eines Problems führen, wenn die Akteure daran gehindert werden, weiterhin die problemschaffenden Verhaltensweisen (z. B. Kommunikationen) zu zeigen. Im zweiten Fall könnte irgend jemand veranlaßt werden, die nötigen problembeseitigenden Verhaltensweisen zu vollziehen.

Die durch körperliche Symptombildungen entstehenden Probleme für soziale Systeme gehören überwiegend dem zweiten Typ an. Sie bestehen im allgemeinen darin, daß die Patienten nicht in der Lage sind, die erwarteten sozialen Funktionen zu übernehmen. Sie sind aufgrund ihrer körperlichen Kondition unfähig, die Verrichtungen des Alltags zu erfüllen, sie können den Haushalt nicht versorgen und nicht das Bett verlassen, um zur Arbeit zu gehen usw.

Krankheit ist in diesen Fällen synonym mit Defizit oder Mangel, der Unterlassung sozial notwendiger Aktionen; die Therapie des Individuums hat daher faktisch für das konkret betroffene soziale System die Wirkung, für die Wiederherstellung der Funktionstüchtigkeit des einzelnen – z. B. seine Arbeitsfähigkeit oder Tauglichkeit für den Kriegsdienst – zu sorgen. Auch wenn sich Therapeuten in ihrem Selbstverständnis allein als die Helfer oder Anwälte ihrer Patienten sehen, so gewinnt ihre Tätigkeit diese soziale Bedeutung. Therapie korrigiert soziale Probleme, indem sie dazu beiträgt, daß die Umweltbedingungen (d. h. die Handlungsfähigkeit von Individuen) für *notwendige* Aktivitäten wiederhergestellt werden. Diese Funktion wird um so wichtiger, je weniger das erkrankte Individuum in seiner sozialen Funktion austauschbar erscheint.

Doch es gibt auch den anderen Fall, daß durch Symptome aktiv Probleme erzeugt werden, wenn durch sie, wie zum Beispiel bei der Lungenpest, wegen hochgradiger Infektiosität die Gesundheit anderer Personen gefährdet wird. Wer allein durch sein Atmen und die damit verbundene Verbreitung von Erregern zum Risiko für andere wird, kann neutralisiert werden, wenn er entweder am Atmen gehindert oder isoliert wird. Wird er aus dem Bereich der selbstverständlichen Interaktion ausgegrenzt und unter Quarantäne gestellt, so dient das im allgemeinen nicht seiner Gesundung, sondern der

Verhinderung des durch ihn bzw. sein Atmen entstehenden Problems.

Gesundheitsämter, Gesundheitspolizei, Impfvorschriften und Hygieneregeln sind Einrichtungen und Maßnahmen, durch welche Gesellschaften ihre überlebensnotwendigen Umweltbedingungen, die Gesundheit der Teilnehmer an der Kommunikation, sicherzustellen suchen.

Bei den bislang beispielhaft genannten Phänomenen dürfte es nicht schwer fallen, einen Konsens über ihre Klassifikation als *Nicht-Handlungen* und behandlungsbedürftige Symptome zu erzielen. Ganz anders stellt sich die Situation dar, wenn die abweichenden Phänomene und die damit verbundenen Probleme durch das *Verhalten* einzelner Personen ausgelöst sind.

Hier stellt sich erneut die Frage nach ihrer Erklärung: Sind sie Ergebnis eines autonomen, von der Entscheidung des Individuums unabhängigen Prozesses (Krankheit), oder sind es Handlungen eines schuldfähigen Subjekts? Da nur wenige Verhaltensweisen als autonom körperlich bedingt betrachtet werden (z. B. Niesen, Husten, Schlafen) und nahezu alle anderen im Alltag erfahrbaren Verhaltensweisen, die mit geordneter Bewegung, d. h. der Koordination von Muskelaktivitäten verbunden sind, durch psychische Zustände oder Ereignisse erklärt werden, ist es naheliegend, die Idee psychischer Krankheiten zu entwickeln.

8. Psychiatrie und Psychotherapie

„Psychische Krankheit" – Probleme als „Symptome"

Scheinbar selbstverständlich sprechen wir von „psychischer Krankheit", und der Beruf des „Psychotherapeuten" ist als Heilberuf (mehr oder weniger) anerkannt. Die entscheidende Frage ist jedoch, ob die Prämisse, es gäbe so etwas wie *psychische* Krankheiten angemessen ist.

„Psychisch" bezeichnet im Modell der psychischen Krankheit die Unterscheidung zu „organischen" oder „körperlichen" Krankheiten, das heißt, die 1. Unterscheidung (der Bereich, in dem die „Ursache" der Symptombildung zu suchen ist) ist die Psyche und nicht der Organismus.

Ein Vorzug des Konzeptes der psychischen Krankheit ist, daß der Beobachtungsbereich, in dem nach den generierenden Mechanismen für abweichende Phänomene gesucht wird, auf nicht-materielle Prozesse ausgedehnt werden kann. Das Problem ist, daß mit dieser Analogiebildung bestimmte Implikationen des Krankheitsbegriffs übernommen werden, deren Nützlichkeit fraglich ist.

Wird der Begriff Krankheit zur Bezeichnung des Zustandes oder Verhaltens eines Individuums verwendet, so hat dies weitreichende Konsequenzen auf der Ebene sozialer Systeme.

Zum ersten wird dadurch eine Erklärung geliefert; die Beantwortung der Frage, wie ein Problem – meist mit charakteristischen Verhaltensweisen verbunden – entsteht, ist zur Angelegenheit von medizinischen oder psychologischen Experten geworden, und die alltäglichen Interaktionspartner des „Patienten" brauchen sie sich nicht mehr zu stellen. Die Verwendung des Krankheitskonzeptes zur Erklärung von Problemen hat immer eine eher konservative, den sozialen Status quo erhaltende Wirkung. Erklärungen, welche die generierenden Mechanismen für ein Phänomen außerhalb eines sozialen Systems lokalisieren, neutralisieren dieses Phänomen in seiner sozial potentiell störenden und Veränderung induzierenden Wirkung.

Besonders deutlich wird dies, wenn abweichendes Verhalten als Resultat von Krankheit erklärt wird. Wenn zum Beispiel die terroristischen Aktivitäten Ulrike Meinhofs durch ihren Hirntumor zu erklären sind, dann braucht niemand nach einer sozialen Erklärung zu suchen, die auf der politischen Ebene Konsequenzen haben könnte.

Krankheit als Erklärungskonzept für Verhalten ist deswegen so problematisch, weil es einen Interpretationsrahmen zur Verfügung stellt, der in Konkurrenz zu den alltäglichen Deutungsschemata menschlichen Verhaltens als Handlungen steht. Man mag im einzelnen nicht nachvollziehen können, warum sich in einer gegebenen Situation jemand so oder so verhält, und man mag sein Verhalten für dumm oder verderbt halten, stets wird stillschweigend die Verantwortung für sein Tun bzw. dessen Folgen dem „Täter" zugeschrieben. Die Idee der psychischen Krankheit bietet eine Deutungsmöglichkeit für abweichendes menschliches Verhalten, die außerhalb dieses allgemeinen Rahmens liegt.

Die Auffälligkeiten auf der Verhaltens- oder Kommunikationsebene, die zu Symptomen psychischer Krankheit erklärt werden, unterscheiden sich phänomenologisch nicht prinzipiell von anderen Verhaltensweisen. Zunächst sind es also die Erklärungen, die den normalen Ladendiebstahl vom Symptom einer Kleptomanie unterscheiden; und als zweites sind es die interaktionellen Konsequenzen, im Extremfall: Therapie statt Strafe.

Ein weiterer, damit verbundener Punkt bedarf der Reflexion, da er problematische Folgen haben kann: Wird eine Person als Patient etikettiert, so wird ein spezifischer Kontext definiert, d. h. eine soziale Situation mit vorgegebenen Spielregeln, die von den alltäglichen Verhaltens- und Beziehungsmustern abweichen. Die Rollen des *Kranken* und *Gesunden* sorgen dafür, daß die Regeln der alltäglichen (z. B. innerfamiliären) Interaktion nicht frei ausgehandelt werden, sondern bestimmten kulturell vorgegebenen Erwartungen folgen. Sie legen fest, welche Verhaltensweisen der Interaktionspartner eines Patienten als gut bzw. schlecht anzusehen sind. Die Ebenen der Bewertung sind dabei vermischt; stillschweigend wird meist „gut" im medizinischen Sinne gleichgesetzt mit „gut" im moralischen

Sinne. Hier spielt die christliche Tradition mit ihrer Forderung der Nächstenliebe sicher eine wichtige Rolle. „Was dem Leidenden hilft, ist gut – was gut ist, hilft dem Leidenden", so könnte der logisch auf sehr unsicheren Beinen stehende Umkehrschluß lauten, der den Umgang mit „Kranken" bestimmt. Das ist sicher auch eine der Erklärungen, warum Ärzte – ungeachtet aller Skandale – oft als gute Menschen betrachtet werden bzw. die Enttäuschung groß ist, wenn sie sich als doch nicht ganz perfekt erweisen.

Neben diesen beiden auf der makro- und mikrosozialen Ebene liegenden problematischen Konsequenzen der Idee der psychischen Krankheit stellt sich die Frage, ob die in der Analogie zwischen körperlichen und psychischen Prozessen implizierten Suggestionen nützlich sind.

Die Psyche wie den Körper als ein autonomes, operationell geschlossenes System zu betrachten, erscheint, systemtheoretisch gesehen, durchaus sinnvoll, solange es um das Studium der jeweiligen Dynamik, die Entwicklung von Strukturen etc. geht. Daher lohnt es sich auch, körperliche Prozesse als Modell für die Dynamik selbstorganisierter Systeme zu studieren. In bezug auf den Krankheitsbegriff und seinen Gebrauch in der zwischenmenschlichen Kommunikation gibt es aber einige gravierende Unterschiede zwischen Körper und Seele, welche näher Betrachtung verdienen.

Die allgemeine Vorannahme, die zum Sonderstatus für körperlich „Kranke" führt, ist mit systemtheoretischen Sichtweisen kompatibel: Der Organismus ist ein autonomes System, und da Krankheitsprozesse oder -symptome aus der Logik des körperlichen Funktionierens erklärt werden müssen, sind sie nicht der freien Willensentscheidung des „Besitzers" des Körpers unterworfen. Sie sind ein Element der Umwelt des handelnden Subjekts. Es kann sie nicht steuern, und daher kann es auch nicht persönlich für sie verantwortlich und haftbar gemacht werden. Derselbe Freispruch von eventueller Schuld gilt für die Interaktionspartner des Kranken: Wenn die Krankheit schuld an einem Problem ist, dann heißt das, daß auch alle anderen Beteiligten exkulpiert sind. Der Kranke ist das Opfer der Krankheit, nicht seiner Mitmenschen.

Ein solches Krankheitskonzept zieht eine klare Subjekt-Objekt-Grenze: zwischen objektiven organischen Prozessen auf der einen Seite und subjektiven psychischen oder intersubjektiven, kommunikativen Prozessen auf der anderen Seite, wobei die einen unabhängig von den anderen ablaufen. Überträgt man derartige Autonomie-vorstellungen vom Körper auf die Psyche, konstruiert man eine Paradoxie: Die Autonomie des Körpers besteht ja unter anderem gerade darin, *gegenüber der Psyche* abgegrenzt und autonom zu sein. Und nur aus dieser vermeintlichen Abgegrenztheit gegenüber psychischen Ereignissen wird der „Opfer"-Status des Patienten abgeleitet. Betrachtet man jedoch die Psyche als gegenüber der Psyche abgegrenzt, so gerät man in einen logischen Widerspruch.

Um dies zu vermeiden und die Analogie zu retten, wird im allgemeinen eine Unterscheidung innerhalb des Bereichs Psyche konstruiert, durch die ein Bereich als autonom und unabhängig vom anderen abgegrenzt wird, z. B. das „Unbewußte" vom „Bewußten" oder der „gesunde Anteil" und „die Krankheit", die „Sucht" und die „eigentliche" Persönlichkeit etc.

Die Wirkung des Konzeptes der psychischen Krankheit, so läßt sich allgemein feststellen, ist die Spaltung des „Individuums" nicht nur in Körper und Geist, sondern auch noch in mehrere geistige Bereiche: in einen autonomen, der Selbstbeobachtung und -beein-flus-sung nicht oder nur begrenzt zugänglichen und in einen der Selbstbeobachtung und -steuerung verfügbaren Bereich, für dessen Dynamik und Wirken dem Individuum die Verantwortung zugeschrieben wird. Für das Kommunikationssystem bedeutet dies die Einführung einer Klasse paradoxer Verhaltensweisen (= Symptome „psychischer Krankheiten"), die ihre kommunikative Bedeutung gerade dadurch erhalten, daß ihnen die kommunikative Bedeutung abgesprochen wird.

Psychodiagnostik

Was pathologische Anatomie und Pathophysiologie für die Erkenntnis körperlicher Krankheiten leisteten, soll die Psychopathologie für die Erkenntnis psychischer Krankheiten leisten. Dies entspricht der Logik des Krankheitsmodells. Es wird nach Strukturen und Funktionen gesucht, die von der Norm abweichen.

Die Aktivitäten der psychopathologisch orientierten Psychiatrie bestanden denn auch in ihren Anfängen weitgehend darin, „Krankheiten" und Störungen – dem botanischen Modell folgend – zu katalogisieren, Krankheits*einheiten* zu konstruieren und zu kategorisieren.

Die Fortschreibung der Analogie zwischen körperlicher und psychischer Diagnostik in den Bereich der Struktur- und Funktionsanalyse und der dynamischen Erklärungen trifft auf mehrere prinzipielle Schwierigkeiten.

Die Feststellung und Objektivierung von Normalwerten ist für den Phänomenbereich des Organismus in weit größerem Maße möglich als für die Psyche. Der Blutdruck ist apparativ meßbar, Labordaten können erhoben werden, mit Symptombildungen korrelierte, „pathologische" Strukturen und Befunde relativ klar und eindeutig beschrieben werden. Die Medien, welche den oder die Beobachter mit dem beobachteten System verbinden, sind relativ neutral und beeinflussen den Gegenstand der Beobachtung nicht unangemessen. Im allgemeinen verändern sie – wie das Mikroskop – nur den Beobachtungsmaßstab und schaffen dadurch erst Beobachtbarkeit; es sind triviale Maschinen, das heißt, sie folgen dem Input-Output-Modell und zeigen keine autonome Eigendynamik. Der Beobachter kann voraussetzen, daß zwischen dem tatsächlichen Blutdruck oder der tatsächlichen Körpertemperatur und den vom Blutdruckmeßgerät oder Fieberthermometer angezeigten Wert (wenn sie nicht gerade einen Defekt haben) eine geradlinige Ursache-Wirkungs-Beziehung besteht: je höher der Druck, desto weiter der Zeiger, je höher die Temperatur, desto höher der Quecksilberpegel ...

Die Merkmale der Unterscheidung, d. h. „pathologische Parameter", lassen sich operational definieren, sie können interpersonell überprüft werden. Der Körper eines Patienten kann so zum Objekt der Untersuchung mehrerer Beobachter gemacht werden, und die können sich über ihre Beschreibungen und Bewertungen („pathologisch" / „nicht-pathologisch") einigen. Und nach seinem Tode kann der Patient aufgeschnitten werden, um interne Strukturveränderungen mit äußerlich wahrgenommenen Symptomen korrelieren zu können. So lassen sich Hypothesen zur Pathogenese (Erklärungen) erstellen, aus denen sich therapeutische Konsequenzen ableiten lassen, die ihrerseits an zunächst lebenden, dann irgendwann toten und aufgeschnittenen Patienten überprüft, verfeinert und verbessert werden können usw.

Dieser Zugang mehrerer unabhängiger Beobachter zum beobachteten Phänomenbereich, die relativ klare Trennbarkeit zwischen Subjekt und Objekt der Beobachtung, die mit einer naturwissenschaftlich harten Methodik (*neutrale* Medien) verbunden ist, bildet die Grundlage der wissenschaftlichen Pathologie und der mit ihr verbundenen medizinischen Diagnostik.

All dies ist aber für den Bereich der Psyche und den möglichen Gegenstandsbereich einer Psychopathologie und -diagnostik nicht gegeben. Das beginnt beim Beobachter und seinem Zugang zum Phänomenbereich Psyche. Anders als körperliche Prozesse sind psychische Abläufe nicht gleichermaßen „hart" objektivierbar, da sie *direkt* stets nur einem einzigen Beobachter zugänglich sind. Niemand erlebt das Erleben, das Denken und Fühlen eines anderen. Und niemand kann daher das Erleben eines anderen mit seinem eigenen, geschweige denn einem „normalen", d. h. nicht-abweichenden, Erleben direkt vergleichen.

Es bedarf immer des Mediums zwischenmenschlicher Interaktion und Kommunikation, um sich ein Bild, eine Vorstellung von den intrapsychischen Abläufen eines anderen *konstruieren* zu können. Jemand muß erzählen, wie er fühlt und denkt. Aber nur die wenigsten Menschen erzählen anderen von ihren „perversen" Wünschen und schmutzigen Phantasien, ihren magischen Ideen, der Irrationalität ihrer Schlußfolgerungen oder ihren meist mehr oder weniger unpassenden Affekten. Darüber zu sprechen ist – hier sollten wir uns keinen Illusionen hingeben – selbst eine Form abweichenden Verhaltens.[1] Die zweite Möglichkeit, zu einem Bild der psychischen Dynamik und Struktur eines anderen zu kommen, besteht in der Interpretation seines Sprechens und Handelns. Eine diagnostisch besonders geschätzte Form solchen Sprechens und Handelns ist das Ausfüllen von Fragebögen oder das Beantworten von Testfragen, da sich hier eine gewisse Standardisierung der Aufgaben vornehmen läßt. Dies alles sind Phänomene, die dem Bereich der Kommunikation zuzurechnen sind, das heißt, es sind Elemente eines sozialen Systems.

Wann immer wir Aussagen über die Psyche eines anderen Menschen machen, sagen wir zunächst immer etwas über ein Interaktions- und Kommunikationssystem, über Verhalten in einem interaktionellen Kontext; und Aussagen über die Psyche dieses Men-

---

1 Hier sei zugestanden, daß es kulturelle und subkulturelle Unterschiede in dem als angemessen betrachteten Maß gibt, über eigene Affekte zu sprechen; in der kalifornischen Psychoszene wird sicher ein anderes Ausdrucksverhalten erwartet als unter chinesischen Ingenieuren.

schen sind immer nur aus diesem Verhalten abgeleitete Erklärungen; es sind Konstrukte des Beobachters, die er in einem imaginären Bereich, der Psyche des anderen, lokalisiert.

Das beobachtete Verhalten eines Menschen, sei es verbal oder nonverbal, ist Element eines Kommunikationssystems; es ist eingebettet in eine Interaktions- und Kommunikationsdynamik, die nicht geradlinig kausal von einem der Kommunikationspartner gesteuert werden kann, auch nicht vom Patienten bzw. seiner „pathologischen" psychischen Dynamik.

Insofern ist die stillschweigende Gleichsetzung zwischenmenschlicher Kommunikationsmethoden (z. B. des diagnostischen Interviews, des Tests etc.) mit naturwissenschaftlichen Untersuchungsmethoden (z. B. dem Blutdruckmeßgerät) nicht sinnvoll, da das Medium Kommunikation nicht gleichermaßen dem Input-Output-Modell trivialer Maschinen entsprechend funktioniert; es folgt vielmehr dem Modell der nicht-trivialen Maschine, das heißt, die Beziehung zwischen Input und Output ist für den Beobachter nicht vorhersagbar. Dies um so weniger, als der Beobachter immer durch sein Verhalten und seine Kommunikationen das Kommunikationssystem mithervorbringt, dessen Elemente (die Reaktionen seiner Patienten) er dann beschreibt. Die Annahme, er könne der distanzierte, objektive Beobachter seines Patienten sein, ist falsch.

Plus- und Minussymptomatik

Wollte man sich (warum auch immer ...) die Diagnose „psychisch krank" verdienen, so müßte man sich abweichend verhalten und dadurch ein soziales Problem schaffen. Die Abweichung allein reicht nicht. Reinhold Messner steigt ohne Sauerstoffmaske auf den Mount Everest – sicher ein abweichendes Verhalten – und wird dennoch nicht als psychisch krank einer Zwangsbehandlung zugeführt (obwohl er sich natürlich verdächtig macht).

Solch ein soziales Problem, das die Chance der Etikettierung als psychisch krank eröffnet, kann prinziell durch zwei Typen von Verhaltensweisen erzeugt werden, deren Logik uns nunmehr schon in den verschiedenen Phänomenbereichen begegnet ist: durch eine positive oder negative Abweichung gegenüber dem erwarteten Verhalten. Positiv und negativ sind in diesem Zusammenhang allerdings nicht im Sinne einer qualitativen Bewertung zu verstehen, sondern allein quantitativ im Sinne des Zuviel oder

Zuwenig. Probleme entstehen in sozialen Systemen dadurch, daß entweder
1. etwas getan wird, was besser unterlassen würde; oder daß
2. etwas unterlassen wird, was besser getan würde.

Dieser Mechanismus der Problemkreation weist wiederum die gleiche formale Struktur auf wie die Mechanismen der Symptomentstehung im körperlichen Bereich. Stets geht es um ein Zuviel oder Zuwenig, gemessen an den stillschweigenden, selbstverständlichen Erwartungen der Beobachter.

Wer also Verhaltensweisen zeigt, die andere nicht zeigen und die – das ist entscheidend – in einer Weise von den Spielregeln des sozialen Systems abweichen, daß das Spiel gestört wird, läuft Gefahr, auf seinen psychischen und geistigen Gesundheitszustand untersucht zu werden. Wer zum Beispiel in der Straßenbahn laut vor sich hinspricht, scheinbar unbegründet Flüche ausstößt, Unbekannte bedroht, mit Gesprächspartnern, die niemand sieht, Konversation pflegt und obendrein noch laut verkündet, der Schweizer Geheimdienst verfolge ihn nunmehr schon seit Jahren, wird wahrscheinlich einem Psychiater zugeführt werden. Spätestens bei der Bedrohung von Passanten wird sein Verhalten als Störung der öffentlichen Ordnung bewertet werden, und die offiziellen Ordnungshüter – Polizei und Gesundheitsamt – werden tätig. Sein Verhalten wird dann wahrscheinlich als „Plussymptomatik" und Zeichen einer geistigen Krankheit gedeutet, und er selbst wird in eine psychiatrische Klinik zur Beobachtung eingeliefert. Solch ein abweichendes Verhalten erscheint nicht situationsadäquat, nicht einfühl- und verstehbar.

Dieses Zuviel bezieht sich nicht nur auf ungewöhnliche Kommunikationsinhalte, sondern auch auf das Maß gezeigter Affekte und körperlicher Aktivität. Wenn jemand zu guter Stimmung oder ständig euphorisch ist, wenn sein Antrieb gesteigert erscheint, seine Dynamik und Energie nicht zu bremsen sind und sich sein Schlafbedürfnis dem Nullpunkt nähert, so sind dies auch abweichende Phänomene, deren Erklärung durch eine psychische Krankheit naheliegt.

Ebensowenig situationsadäquat und verstehbar erscheint das Gegenbild dazu, die „Minussymptomatik". Während bei der Plussymptomatik Verhaltensweisen *gezeigt* werden, die im jeweiligen sozialen Umfeld *nicht erwartet* werden, werden bei der Minussymp-

116

tomatik Verhaltensweisen *nicht gezeigt*, die *erwartet* werden. Als Beispiel mögen hier die verschiedensten Formen der „Losigkeit" dienen: Antriebslosigkeit, Initiativlosigkeit, Appetitlosigkeit, Schlaflosigkeit, Mutlosigkeit, Libidolosigkeit (und als logische Folge: Arbeitslosigkeit). Wer all die kleinen Verrichtungen des Alltags wie Zähneputzen, Sich-Waschen, Rasieren usw. unterläßt, wird nach kurzer Zeit einen verwahrlosten Eindruck machen und dadurch von den Erwartungen an einen kultivierten Menschen abweichen (deswegen nennt man das Etui, in dem man sein Waschzeug transportiert, auch „Kulturbeutel").

Doch Ungepflegtheit allein reicht genausowenig wie das Besteigen von Himalayabergen, um als psychisch krank diagnostiziert zu werden. Das Zuwenig der Minussymptomatik muß sich auf die Erfüllung bzw. Nicht-Erfüllung von Pflichten anderer gegenüber beziehen, d. h. auf die Unterlassungen erwarteter sozialer Funktionen; und damit muß die Störung eines sozialen Systems verbunden sein (und zwar eine größere als durch Mundgeruch allein).

Wer nicht mehr regelmäßig zur Arbeit geht, seinen elterlichen oder ehelichen Pflichten nicht nachkommt, hat schon bessere Chancen, etikettiert zu werden. Allerdings sind es meist nicht Ordnungskräfte, die ihn dann der psychiatrischen oder psychotherapeutischen Begutachtung und Behandlung zuführen, da das öffentliche Störpotential weit geringer ist als bei den verschiedenen Formen einer Plussymptomatik. Es sind daher meist die nächsten Angehörigen – die Familie –, die gestört sind und Hilfe suchen.

Das gestörte System ist aber stets ein soziales System: im ersten Beispiel des Selbstgespräche führenden Straßenbahnfahrers das System des öffentlichen Nahverkehrs, im zweiten die Familie. Der betreffende Störer jedoch wird – eine interessante Umkehrung von Aktivität in Passivität – als „gestört" diagnositiziert, und die Erklärung für sein abweichendes Verhalten wird außerhalb des sozialen Systems gesucht: in der Psyche und ihrer Dynamik oder im Organismus, speziell dem Gehirn, den Neuronen, den Transmittern usw.

Kehrt der Symptomträger in sein soziales Umfeld zurück und zeigt er weiter sein unerwartetes Verhalten oder zeigt er weiter nicht das erwartete Verhalten, so bleibt die Störung des sozialen Systems bestehen. Dem Psychiater oder Psychotherapeuten kommt hier eine Abweichungen reduzierende Funktion zu, die das jeweilige soziale System selbst nicht erfüllt, vielleicht auch nicht erfüllen kann. Innerhalb einer funktionell differenzierten Gesellschaft ist es eine der Aufgaben der Psychiatrie, derartige kompensatorische Funktionen zu übernehmen. Betrachten wir genauer, für welchen Typ sozialen Systems hier die Psychiatrie tätig wird, d. h. wessen Unter- oder Überfunktionen sie auszugleichen hat, so geraten in erster Linie solche gesellschaftlichen Subsysteme ins Blickfeld, die mit Sozialisationsaufgaben betraut sind, d. h. in erster Linie die Familie (und vielleicht noch die Schule, das Militär).

Funktionen der Psychiatrie – Substitution und Suppression in sozialen Systemen

Wenn bislang davon gesprochen wurde, daß Symptomverhalten von Erwartungen abweicht, so bezieht sich das im allgemeinen auf die Erwartungen an „Erwachsene", ein Begriff und Status, welcher sowohl eine körperliche als auch psychische Entwicklung voraussetzt, d. h. die genannten Verhaltenserwartungen werden nicht an Menschen schlechthin gerichtet, sondern erst nachdem sie eine bestimmte Vorbehandlung erfahren haben.

Gemessen an den Erwartungen an Erwachsene verhalten sich kleine Kinder allesamt „verhaltensgestört"; je jünger sie sind, desto abweichender ist ihr Verhalten. Sie beherrschen zunächst weder Blase noch Darm in der in ihrer sozialen Umgebung üblichen Weise, sie sind nicht in der Lage, sich allein Nahrung zuzuführen, können nicht sprechen, lallen lediglich vor sich hin, später zeigen sie durch ihr Verhalten, daß sie eher magisch als logisch denken, sie sind Analphabeten, neigen zu Affektinkontinenz usw.

All dies wird ihnen über lange Jahre verziehen, weil erwartet wird, daß sie diese Defizite im Laufe der Zeit kompensieren und die genannten auffälligen Verhaltensmuster (z. B. Einnässen) aufgeben. Die Zeit, bis sie körperlich ausgewachsen sind, ist auch der Zeitraum, der ihnen zum Erwerb der notwendigen interaktionellen Kompetenzen zum eigenständigen Mitspielen in den verschiedenen gesellschaftlichen Subsystemen zugestanden wird. Das Asyl, wo sie diese Zeit der Unangepaßtheit überleben, ist die Familie oder ein anderes soziales System, das deren Aufgaben übernimmt (z. B. das Waisenhaus). Nebenbei werden sie (primär) sozialisiert und bekommen implizit die Zugangsvoraussetzungen zu anderen sozialen Systemen vermittelt. Bleiben wir bei der Metapher des kindlichen

Verhaltens als „abweichendes Verhalten", so ist die Familie eine Anstalt, in der solche Verhaltensweisen toleriert und „therapiert" werden, ihre Insassen werden schrittweise „habilitiert" (im Gegensatz zu „richtigen" Patienten, die „rehabilitiert" werden).

Die Funktionen, welche die Familie für ihre nicht-erwachsenen Mitglieder, die Kinder, übernimmt, sind *substitutiv* und *suppressiv*. Die Substitution, die Kompensation von Defiziten, beginnt bei rein körperlichen Verrichtungen wie der Nahrungsaufnahme (Füttern) und erstreckt sich bis zu psychischen Funktionen (z. B. Trösten, Beruhigen etc.). In psychoanalytischer Terminologie ließe sich davon sprechen, daß eine Vielzahl der psychischen Operationen, die beim Erwachsenen als „Ich-Funktionen" bezeichnet werden, beim Kind – je kleiner es ist, desto stärker – von Interaktionspartnern übernommen werden: von der Kontrolle der Körperfunktionen bis zur Bewältigung der Affekte und Steuerung des Antriebs.

Die suppressive (d. h. hemmende) Wirkung der familiären Interaktion besteht darin, daß bestimmte Verhaltensimpulse der Kinder gebremst werden. Mütter und Väter lassen ihre Kinder nicht auf die Straße laufen, wenn ein Lastwagen kommt, und sie lassen meist auch nicht zu, daß kleinere Geschwister von größeren massakriert werden, auch wenn diese daran eigentlich viel Spaß hätten. Hier greifen sie als außensteuernde *Ordnungsmacht* ein und wirken regulativ – kontrollierend und verbietend. Im Laufe der Jahre werden diese interaktionellen Funktionen vom Individuum internalisiert und in die Selbststeuerung übernommen (oder eben auch nicht).

Die Sozialisationsfunktionen der Familie haben, formal betrachtet, zwei Richtungen:

1. Die Familie vermittelt *präskriptive* Regeln der Interaktion und Kommunikation, d. h. Anweisungen darüber, was *getan* werden muß, um als handelndes Subjekt betrachtet zu werden und an der Kommunikation unter Erwachsenen teilnehmen zu können.

Der Spracherwerb ist hier wohl das beste und eindeutigste Beispiel für die implizite Vermittlung von Fähigkeiten. Es werden aber darüber hinaus auch Spielregeln des als angemessen zu betrachtenden (d. h. verstehbaren) Fühlens, Denkens und Verhaltens vermittelt. In der Familie wird aber nicht nur erlernt, welche Kommunikationen realisiert werden müssen, um ins Spiel zu kommen, sondern auch, welche nicht realisiert werden dürfen, wenn man nicht aus dem Spiel fallen will. Die zweite Funktion der familiären Sozialisation kann daher folgerndermaßen beschrieben werden:

2. Die Familie vermittelt *proskriptive* Regeln der Interaktion und Kommunikation, d. h. Anweisungen darüber, was *unterlassen* werden muß, um als handelndes Subjekt betrachtet zu werden und an der Kommunikation unter Erwachsenen teilnehmen zu können. Sie sorgt für die Beseitigung des „abweichenden" Verhaltens von Kindern, das heißt, sie hat eine disziplinierende Funktion. In der familiären Interaktion wird Kindern beigebracht, welche ihrer Verhaltensweisen sie besser aufgeben, wenn sie sozial nicht in größere Schwierigkeiten geraten wollen.

Zusammenfassend kann man diese Weitergabe von Geboten und Verboten in der familiären Sozialisation als (implizite und explizite) Vermittlung der Regeln der direkten Interaktion bezeichnen (Simon 1993, S. 124–128).

Wer als psychisch krank diagnostiziert werden will, verstößt am besten irgendwie gegen diese Regeln (Goffman 1967, S. 155). Übernimmt ein Psychiater oder Psychotherapeut dann die Behandlung, so konkurriert seine Funktion mit den Funktionen, welche von der Familie als Subsystem der Gesellschaft erwartet werden.

Nun ist dieses hier gezeichnete Familienbild natürlich idealisiert, denn im Laufe der letzten Jahrhunderte hat die Familie viele ihrer Funktionen verloren, und andere gesellschaftliche Subsysteme sind an ihre Stelle getreten. So hat beispielsweise die Schule einen Teil der disziplinierenden Aufgaben und der Vermittlung basaler Kulturtechniken übernommen. Daß Psychiater und Psychotherapeuten tätig werden, ist lediglich ein weiterer Schritt in Richtung Auflösung der Aufgaben der Familie im Rahmen einer arbeitsteilig organisierten Gesellschaft (dies ist als Beschreibung und nicht irgendwie als Bewertung gemeint).

Mit dem Auslagern ursprünglich einmal familiärer Aufgaben hin zu Fachleuten und Institutionen für die Lösung sozialer Probleme ergibt sich erneut die Frage nach der Beziehung zwischen der Erklärung des Problems und ihrer versuchten Lösung.

Wird das abweichende Verhalten als Ausdruck aktiver Krankheitsprozesse interpretiert, so scheint deren Hemmung vonnöten. Meist bietet sich solch eine Sichtweise bei der Produktion von Plussymptomen an. Psychiater mit einem derartigen Krankheitsverständnis versuchen das abweichende Verhalten unter Kontrolle zu bringen. Sie sehen sich aber nicht als Kontrolleure ihrer Patienten, sondern der Krankheit. Dennoch, aus der Außenperspektive betrachtet: Ihre Behandlung bezieht sich weitgehend auf die Verhinderung von Verhalten. Dies wird allerdings nicht als Handlung einem eigenverantwortlichen Subjekt, sondern als Symptom kausal einer Krankheit zugerechnet. Nichts symbolisiert diese suppressive interaktio-nelle Funktion der Psychiatrie besser als die Zwangsjacke, durch die dem Patienten die Hände gebunden sind und durch die er am Handeln gehindert wird.

Der Psychiater wird in solchen Fällen vielleicht nicht für seinen Patienten, fast immer aber für das gestörte soziale System, zum Problemlöser, da er de facto die (*obrigkeitliche!*) Kompetenz besitzt, Menschen aus dem öffentlichen Verkehr zu ziehen und einer Zwangsbehandlung zuzuführen. Die Ausgrenzung (z. B. durch die Einweisung in ein psychiatrisches Krankenhaus) derer, die in der Interaktion ein aktiv-störendes Verhalten zeigen, beseitigt für die sozialen Systeme, in denen dieses Verhalten realisiert wurde, das Problem.

Wird die Symptombildung hingegen als Ausdruck einer psychischen Störung, eines Defizits oder Defekts, betrachtet, so werden von der Psychiatrie als Institution bzw. von ihren Mitarbeitern Substitutionsfunktionen für die zu wenig entwickelten Fähigkeiten übernommen. Wird die Symptombildung durch ein dauerhaftes Defizit erklärt, bleibt nur die Integration des Patienten in ein chronifiziertes therapeutisches bzw. fürsorgerisches System: die Aufnahme in eine Anstalt, ein Asyl, die Bereitung eines passenden Umfeldes (Wohnheim, beschützte Werkstätte etc.), in dem auch bei abweichendem Verhalten das Überleben gesichert wird. Wie die Eltern in der Familie übernehmen Helfer für die Patienten, die nicht als eigenverantwortlich und selbständig handelnd beschrieben werden, die stützenden und kompensatorischen Funktionen.

Beide Funktionen der Psychiatrie sind miteinander kompatibel, wenn die Defizite oder Defekte als Ausdruck und Folge von Krankheit interpretiert werden.

Die Unzugänglichkeit der Psyche

Die Macht des Therapeuten ist begrenzt, er kann psychische Strukturen und Prozesse nicht gezielt verändern. Er hat keinen direkten

Zugang zur Psyche als operationell geschlossenem System. Psychische Prozesse entfalten sich in der Interaktion zwischen einem Organismus und sozialen Systemen. Es sind drei phänomenologisch unterschiedliche Systemtypen, die sich gegenseitig stören und anregen (perturbieren), nicht jedoch in ihren inneren Zuständen determinieren.

Dies ist – systemtheoretisch betrachtet – die Situation, mit welcher der Psychiater oder Psychotherapeut konfrontiert ist. Die verschiedenen Formen der Heilkunde für Geist und Seele stehen daher vor der prinzipiellen Schwierigkeit, einen Phänomenbereich beeinflussen zu sollen, in den direkt zu intervenieren es keine Möglichkeit gibt.

Wozu es jedoch einen Zugang gibt, sind die beiden Umwelten der Psyche: Organismus und soziales System. Beides sind Kommunikationssysteme, in die interveniert werden kann.

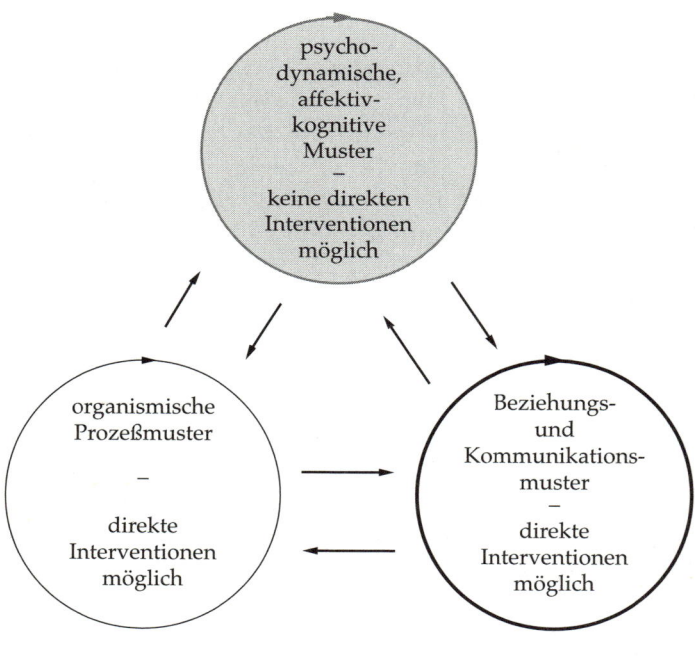

Interventionsmöglichkeiten

Abb. 17

122

Der Therapeut kann sowohl in die Prozeßmuster des Organismus als auch in interpersonelle Kommunikations- und Beziehungsmuster intervenieren, indem er in einem oder beiden Phänomenbereichen durch seine Operationen Prozesse anregt oder hemmt. Die beiden therapeutischen Zugangswege zur Psyche laufen daher stets über die Intervention in eine der beiden Umwelten der Psyche, d. h. über die perturbierende (störende oder anregende) Veränderung der Randbedingungen psychischen Funktionierens.

Als wichtigstes Beispiel muß hier wohl die Verordnung von Psychopharmaka genannt werden. Durch die Beeinflussung von interneuronalen Kommunikationsprozessen werden die Bedingungen psychischen Operierens verändert; eine Störung für das System Psyche, die dann strukturdeterminiert bewältigt wird.

Es nimmt nicht Wunder, daß die Psychiatriegeschichte in die Zeit vor und nach der Einführung der Psychopharmaka unterteilt wird. Mit deren Erfindung wurde die Zwangsjacke obsolet, an die Stelle der äußeren Einschränkung der Bewegungsfreiheit und Handlungsmöglichkeiten des Patienten ist die innere Einschränkung gesetzt worden: die medikamentöse Dämpfung. Beruhigungsmittel unterschiedlicher Stoffgruppen sind denn auch die am häufigsten verschriebenen und konsumierten Psychopharmaka. Wer aufgrund seiner physischen Kondition nicht mehr in der Lage ist, das Zuviel seiner Plussymptomatik zu leben, braucht auf der sozialen Ebene nicht in seinem Handlungsspielraum beschränkt zu werden. Dasselbe gilt auch für die „therapeutischen" Effekte der Lobotomie. Die Behandlung des Individuums wirkt als sozialer Problemlösemechanismus.

Der Vollständigkeit halber sei erwähnt, daß die Intervention in Prozeßmuster des Organismus auch die entgegengesetzte Wirkung (Enthemmung und Erregung) haben kann und dadurch psychische Begrenzungen aufheben kann. Allerdings werden Alkohol, Aufputschmittel oder Halluzinogene etc. nur relativ selten von Psychiatern verordnet. Hier handelt es sich meist um eine Form der Selbstmedikation, die gegen den Widerstand von Therapeuten stattfindet.

Die Intervention in soziale Systeme ist der andere Weg, therapeutische Wirkungen zu erzielen. Konsequenterweise sollte dabei in diejenigen Systeme interveniert werden, die mit der Psyche des Patienten strukturell gekoppelt sind, d. h. in die Kommunikations- und Interaktionsmuster, die von dem Patienten und seinen realen alltäglichen Interaktionspartnern, zum Beispiel seiner Familie, gebildet werden.

Die Metapher der psychischen Krankheit führt aber dazu, daß meist analog zur Behandlung körperlicher Krankheiten ein individuumzentriertes Vorgehen gewählt wird. Der Therapeut versucht dann, in der Interaktion mit seinem Patienten neue kommunikative Muster zu realisieren, welche dem Patienten – nach therapeutischer Schule jeweils etwas verschieden – neue und korrigierende Erfahrungen, Nachentwicklung und Wachstum oder auch Verlernen, Neulernen, den Gewinn von Einsicht usw. ermöglichen sollen.

Die Erklärung für die Symptombildung wird in einer pathologischen Form der individuellen psychischen Dynamik bzw. Struktur gesehen, und diese wird ihrerseits durch Ereignisse in der Vergangenheit, ungünstige familiäre Entwicklungsbedingungen, Lernen von Symptomverhalten etc. erklärt. Konsequenz solch einer Erklärung ist der Versuch, das Defizit aus der Vergangenheit in der Gegenwart zu kompensieren. Das Methodenrepertoire vieler psychotherapeutischer Verfahrensweisen basiert auf derartigen Ideen. Es handelt sich also eher um Substitutionsmodelle der Therapie. Die Hoffnung ist, daß die im therapeutischen System gewonnenen neuen Erfahrungen auf einen anderen Kontext, das reale soziale Umfeld, übertragen werden können.

Kritisch zu hinterfragen ist aus systemtheoretischer Sicht, ob derartigen Verfahren ein genügend hohes Störpotential innewohnt, d. h. ob sie als Veränderung auslösende Perturbationen für das System Psyche wirken können. Denn das therapeutische System, die Patient-Therapeut-Dyade, ist nur eines von vielen sozialen Systemen, mit denen sich die Psyche des Patienten strukturell koppeln kann. Ihm stehen verschiedene soziale Umwelten zur Verfügung, unter denen er seine Wahl treffen kann. Und die Beziehung zum Therapeuten ist nicht selbstverständlich so wichtig für den Patienten, daß sie in jedem Fall störend wirken müßte.

Ganz im Gegenteil, das üblicherweise für das psychische Überleben des Patienten relevante soziale System wird von seiner Familie (bzw. den Personen, die ihm bereits vor der Therapie emotional wichtig waren) gebildet. Wenn seine psychischen Strukturen in der Kopplung mit diesen sozialen Systemen entstanden sind, so sind sie – systemtheoretisch gesehen – *immer* angepaßt, das heißt, sie waren bislang geeignet, das Überleben zu sichern.

Wer als Therapeut in einer Einzeltherapie versucht, alternative Kommunikationsmuster zu etablieren, stellt stets Überlebensstrategien in Frage, die sich für den Patienten subjektiv bewährt haben. Dies führt dann zum Phänomen des sogenannten „Widerstands". Der Therapeut gerät obendrein zwangsläufig in Konkurrenz zur Familie, denn die Voraussetzung für das Erreichen therapeutischer Wirkungen ist, daß der Patient dem Therapeuten bzw. der Therapie ein extrem hohes Maß an Wichtigkeit gibt. Denn nur dann hat der Therapeut die Chance, durch seine Aktionen und Kommunikationen den Patienten aus dem Gleichgewicht zu bringen, zu stören und Neuentwicklung einzuleiten.

Doch auch wenn diese Bedingung erfüllt ist, müssen alle Substitutionsmodelle individuumzentrierter Therapie in Frage gestellt werden, da Hilfe nur ein sehr geringes störendes Potential hat. Sie kann sogar eine paradoxe, chronifizierende Wirkung entfalten, wenn sie individuelle Störungen und soziale Probleme (die durch Defizite des sozialen Systems bedingt sind) mildert oder gar beseitigt. Die Etablierung eines therapeutischen Systems ist dann nicht ein Katalysator der Problemlösung, sondern die Problemlösung. Der Patient lebt dann in einer gespaltenen Welt: seinem normalen, „pathogenen" Umfeld und der Therapie, zwei Systemen, die komplementäre Funktionen erfüllen und sich gegenseitig stabilisieren. Selbst wenn es gelingen sollte, innerhalb eines dyadischen therapeutischen Systems ein alternatives Kommunikationsmuster zu realisieren, gibt es keinen Grund anzunehmen, daß dies zu Änderungen des Verhaltens des Patienten in anderen sozialen Systemen führt. Menschen verhalten sich im allgemeinen in unterschiedlichen Kontexten entsprechend unterschiedlicher Spielregeln. Wer die Spielregeln des therapeutischen Systems gelernt hat, hat deswegen noch längst nicht die Spielregeln seines Familienlebens verlernt.

Wenn überhaupt einzeltherapeutische Vorgehensweisen erwogen werden, sollte auf jeden Fall klar sein, daß ihr therapeutisches Potential von ihrer Fähigkeit zu stören abhängt. Provokative Therapieverfahren sind daher stets vielversprechender als „helfende". Wird die Familie des Patienten in einen kausalen Zusammenhang zur Entstehung seines Symptomverhaltens gebracht, erscheint es systemtheoretisch ganz prinzipiell sinnvoller, direkt in dieses soziale System zu intervenieren, statt künstliche Konkurrenz- oder Kompensationssysteme (Einzeltherapie, Anstalt, Heim) zu schaffen.

Die Behandlung des realen sozialen Überlebenssystems des Patienten (meist der Familie), ist denn auch der Weg, der von der sogenannten *systemischen Therapie*, die sich in ihrer Methodik explizit auf die Theorie operationell geschlossener, autonomer Systeme bezieht, beschritten wird. Die innere Logik eines solchen Ansatzes soll im nächsten Kapitel analysiert werden.

9. Systemische Therapie

Vorannahmen und Prinzipien

Symptome – seien es körperliche, psychische oder verhaltensmäßige – entstehen in der Interaktion mehrerer „ganzer" Menschen mit einer belebten oder unbelebten Umwelt. Da weder diese Menschen noch ihre Interaktion in der Komplexität ihrer Ganzheitlichkeit erfaßbar sind, bedarf es eines Modells, das die Komplexität einerseits genügend reduziert, um von therapeutisch irrelevanten Faktoren zu abstrahieren, ohne auf der anderen Seite so zu simplifizieren, daß therapeutisch relevante Faktoren ausgeblendet würden. Anders formuliert: Ein solches Modell muß erlauben, aus ihm konkrete therapeutische Handlungsanweisungen abzuleiten.

In diesem Sinne soll das hier vorgestellte Modell der Wechselbeziehungen zwischen psychischer und interaktioneller Dynamik verstanden werden.

Die erste überraschende Einsicht bei der Konstruktion solch eines Modells ist, daß es zur Durchführung einer erfolgreichen Therapie keiner Erklärungen für die Entstehung von Symptomen bedarf. Kennt man nämlich die generierenden Mechanismen, so heißt das keineswegs immer, daß sich daraus therapeutische Konsequenzen ableiten ließen. Für den Therapeuten reicht es vollkommen, wenn er die generierenden Mechanismen der Gesundheit kennt bzw., da Gesundheit ein unmarkierter Zustand ist, wenn er generierende Mechanismen der Symptombeseitigung kennt (womöglich gibt es unterschiedliche). Für den wissenschaftlich interessierten oder sonst nur einfach neugierigen Beobachter mag es relevant sein, die Genese eines Symptoms oder Problems zu kennen, für den Therapeuten ist es das nicht. Obwohl die Kenntnis solch generierender Mechanismen im allgemeinen nicht schadet, in Ausnahmefällen kann es das doch tun: wenn damit die Idee verbunden wird, Therapie habe „kausal" zu sein.

Im Verzicht auf die Suche nach kausalen Mechanismen wird deutlich, daß Komplexität handhabbar ist, auch wenn sie analytisch nicht bestimmbar ist. Das gilt ja schon für die relativ wenig komplexen technischen Maschinen, die uns in unserem Alltag umgeben: Man muß nicht wissen, wie ein Auto in seinem tiefsten Inneren funktioniert und zusammengesetzt ist, um mit ihm fahren zu können.

Erklärungsbedürftig ist aus systemtheoretischer und pragmatischer Sicht daher, wieso ein Symptom oder Problem über längere Zeit erhalten bleibt. Welches sind die Mechanismen, die für die Stabilisierung, den Erhalt oder die regelmäßige Wiederkehr des Symptomverhaltens sorgen? Wenn sich die Personen, deren Kommunikation das soziale System hervorbringt, in einem koevolutionären Prozeß miteinander befinden und jeder die Selektionsbedingungen für das Verhalten aller anderen bestimmt, wie läßt sich dann erklären, daß das Symptomverhalten überlebt und nicht sofort als Fehlversuch oder Irrtum verworfen wird?

Betrachtet man ein Kommunikationsystem als die Überlebenseinheit, welche das Symptomverhalten aufrechterhält, so treten zwei relevante Bereiche in den Mittelpunkt des Interesses: die konkreten Verhaltensweisen der interagierenden Personen (z. B. der Familienmitglieder) und die Bedeutungen, welche diesen Verhaltensweisen jeweils zugeschriebenen werden (siehe Abb. 18).

Zwischenmenschliche Kommunikation besteht darin, daß Interaktionspartner ihrem eigenen Verhalten und dem Verhalten anderer Bedeutung zuschreiben. Und entsprechend dieser Bedeutungsgebung verhalten sie sich, wobei sie selbst und ihre Interaktionspartner diesem Verhalten erneut eine Bedeutung zuweisen usw. Auf diese Weise werden individuelle und kollektive Wirklichkeitskonstruktionen erstellt, modifiziert und bestätigt, je nachdem wie störend und anregend die Erfahrungen in der Interaktion für das jeweils eigene Weltbild sind. Die Verhaltensweisen jedes einzelnen sind in ihrer Bedeutung vieldeutig, und es gibt keine objektiv richtige Bedeutung. Durch die Autonomie eines jeden Teilnehmers an der Interaktion bleibt es ihm freigestellt, seine eigenen Bedeutungszuweisungen vorzunehmen; und dies tut er strukturdeterminiert entsprechend seiner Vorerfahrungen, d. h. der bereits früher vorgenommenen Bedeutungsgebungen.

Zwischenmenschliche Kommunikation verknüpft also mehrere Phänomenbereiche: einen Bereich, welcher der Beobachtung vieler

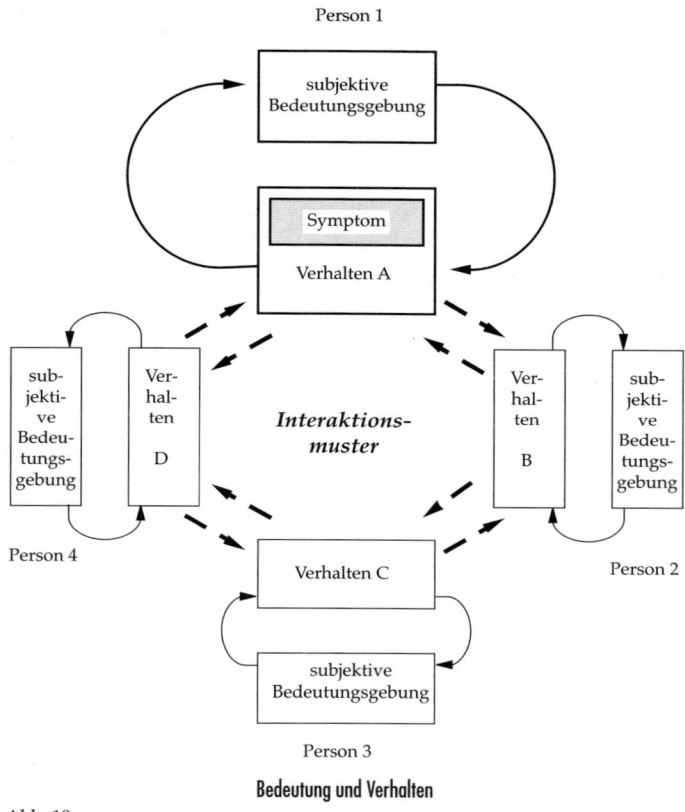

Person 1

subjektive
Bedeutungsgebung

Symptom

Verhalten A

sub-jekti-ve Bedeu-tungs-gebung

Ver-hal-ten D

Interaktions-muster

Ver-hal-ten B

sub-jekti-ve Bedeu-tungs-gebung

Person 4

Verhalten C

Person 2

subjektive
Bedeutungsgebung

Person 3

Bedeutung und Verhalten

Abb. 18

Beobachter zugänglich ist (das äußerlich gezeigte Verhalten jedes einzelnen in der Interaktion), und mehrere Bereiche, die nur der Beobachtung jeweils eines einzelnen Beobachters zugänglich sind (sein inneres Verhalten, d. h. sein Erleben, seine Wirklichkeitskonstruktion, die Dynamik des psychischen Geschehens).

Für den außenstehenden Beobachter, zum Beispiel den Therapeuten, ist direkt nur die Interaktion beobachtbar. Er kann aber versuchen, einen kommunikativen Zugang zu dem jeweils subjektiven Beobachtungsbereich zu bekommen.

Sein besonderes Augenmerk gilt dem Symptomverhalten und seiner interaktionellen Vernetzung. Die diagnostische Leitfrage rich-

129

tet sich auf den Unterschied *Symptom/Nicht-Symptom*[1]: Lassen sich typische Sequenzen und Muster der Interaktion beschreiben, die mit dem Auftreten und dem Nicht-Auftreten des als Symptom oder Problem bewerteten Phänomens korreliert sind? Welche Verhaltensweisen zeigt wer vor und nach dem Auftreten des Symptoms? Wie, wann und wo beginnt es, wer ist dabei und tut was? Und unter welchen Bedingungen verschwindet es auch wieder? Wer gibt welchem Verhalten welche Bedeutung? Erfahrungsgemäß sind nicht nur Angehörige in die Aufrechterhaltung solch eines Symptoms einbezogen, sondern auch professionelle Helfer. Systeme schaffen also nicht nur Probleme, sondern Probleme schaffen auch Systeme (Anderson et al. 1986).

Das Symptom bzw. sein Verschwinden werden in einen interaktionellen und kommunikativen Kontext gestellt. Die Hypothesenbildung bezieht sich nun auf die Mechanismen der Symptomerhaltung. Da in lebenden Systemen (wobei hier psychische und soziale Systeme eingeschlossen sind) alle dem Beobachter als konstant erscheinenden Strukturen das Resultat einer zirkulären Organisationsform dynamischer Abläufe sind, kann auch bei der Stabilität von Symptomen davon ausgegangen werden, daß sie das Produkt solch einer Dynamik sind. Es gilt also, die zirkulären Prozesse zu erfassen, die für das Überleben der Symptome sorgen. Dabei handelt es sich im allgemeinen nicht um einfache Regelkreisstrukturen, sondern um mehrfach vernetzte Strukturen, z. B. biologische, psychische und soziale. Die entscheidende Frage ist, welches dieser Systeme man aus seinen Überlegungen ungestraft als gegebene Umwelt ausblenden kann, ohne den Therapieerfolg zu gefährden.

Eine Hypothesenbildung, die sich auf strukturerhaltende zirkuläre Mechanismen bezieht, eröffnet eine günstige Grundlage für therapeutische Erwägungen: Bezogen auf die beteiligten psychischen Systeme eröffnet sie Optionen zur Störung symptomerhaltender Mechanismen; bezogen auf das Kommunikationssystem liefert sie dem Therapeuten einen Rahmen, die verändernden oder chronifizierenden Funktionen seiner eigenen Interventionen zu reflektieren. Angesichts der Unmöglichkeit instruktiver Interaktion ist

---

1 Siehe die sehr ähnlichen Konzepte von Steve de Shazer (1988), der in seiner „lösungsorientierten Therapie" sein Interesse ausschließlich auf die Ausnahmen vom Problem richtet.

die Macht des Therapeuten, psychische Systeme direkt zu beeinflussen, beschränkt. Er kann nicht gezielt Gesundheit oder die Bedingungen der Symptomfreiheit herbeiführen, aber er kann – sowohl individuell als auch interaktionell – die Aufrechterhaltung von Problemen und Symptomen stören. Dazu muß er innerhalb der Kommunikation, innerhalb des therapeutischen Systems Funktionen übernehmen, die im problemerhaltenden System nicht oder anders realisiert wurden.

Positive und negative Zieldefinitionen

Aus theoretischen wie praktischen Erwägungen erscheint es sinnvoll, zwischen den Therapiezielen des Therapeuten und denen des Symptomträgers und seiner Interaktionspartner zu unterscheiden. Sie alle sind Beobachter, welche Operationen der Unterscheidung und Bezeichnung vollziehen. Daher stellt sich die Frage, welches einerseits für die Klienten, andererseits für den Therapeuten die Merkmale der Unterscheidung für den Therapieerfolg sind. Aus der Verständigung darüber ergibt sich der Arbeitsauftrag des Therapeuten innerhalb des therapeutischen Systems.

Legt man system- und evolutionstheoretische Modelle sowie die Theorie der Beobachtung zugrunde, so verbietet es sich für den Therapeuten, ein *positiv* definiertes Therapieziel zu haben. Da es keine Merkmale der Unterscheidung für „gesund" gibt, bleibt ihm nur die Möglichkeit, ein negatives Therapieziel zu wählen: die Abwesenheit des Symptoms oder Problems, d. h. das Verschwinden der Merkmale der Unterscheidung für den als „Symptom" oder „Problem" bezeichneten Zustand.

Da die Interventionsstrategien des Therapeuten sich also nicht auf das Erreichen eines inhaltlich definierten idealen oder optimalen Zustands (z. B. „Reife") zu richten brauchen, können sie einem einfachen formalen Schema folgen: Sie müssen die Transformation von einem Zustand, der als „problematisch" – d. h. mit dem Auftreten von Symptomen verbunden – beschrieben wird, zu einem Zustand, der als „nicht-problematisch" beschrieben wird, fördern.

Durch solch eine Orientierung des therapeutischen Handelns wird also nicht versucht, das Klientensystem (Individuum, Familie, Organisation etc.) irgendwo „hin" zu therapieren, sondern lediglich irgendwo „weg" zu therapieren. Auf diese Weise fließt ledig-

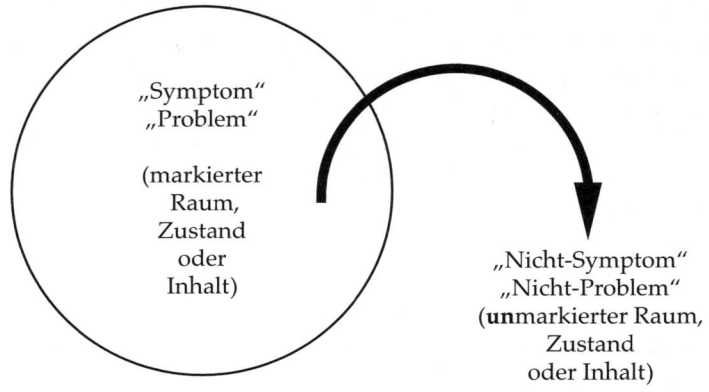

"Symptom"
"Problem"

(markierter
Raum,
Zustand
oder
Inhalt)

"Nicht-Symptom"
"Nicht-Problem"
(**un**markierter Raum,
Zustand
oder Inhalt)

Kreuzen zum unmarkierten Zustand

Abb. 19

lich eine negative Form der Normativität in die Therapie ein: der Therapeut gibt keine Suggestionen, was „gesund", „normal", „richtig", „funktionell" etc. sein könnte, sondern er arbeitet aufgrund einer Pathologie- oder Dysfunktionalitätsdefinition. Er weiß nicht, welches die Bedingungen der Gesundheit sind, er kann aber sehr wohl Angaben darüber machen, welches die Bedingungen von Pathologie sind.

Diese Negativdefinition ergibt sich auch aus den neueren Interpretationen evolutionärer Gesetzmäßigkeiten. Lange Zeit wurden sie im Sinne des „Survival of the fittest" mißverstanden. Diese Formel erweckt den Eindruck, Fitneß wäre ein maximierbarer Wert und Überleben sei an die Erfüllung dieses Ideals, dieser positiv definierbaren Norm gebunden. Inzwischen hat sich das Verständnis evolutionärer Prozesse gewandelt, und es ist deutlich geworden, daß alles, was überlebt, als „fit" betrachtet werden muß. In evolutionären Prozessen vollzieht sich keine positive Selektion, sondern eine negative, das heißt, alles, was *nicht* „fit" ist, überlebt *nicht*, und umgekehrt alles, was überlebt, ist „fit". Wir können also retrospektiv sagen, was „nicht-fit" war (die Dinosaurier, die Säbelzahntiger etc.), wir können aber nicht prospektiv sagen, was in der Zukunft alles „fit" sein wird. Dies gilt nicht nur für die Geschichte der Arten von Lebewesen (organischer Strukturen), sondern auch für die Selektion psychischer und kommunikativer bzw. interaktioneller Strukturen.

Die Formulierung einer Norm, die inhaltlich positiv definiert, welche psychischen, interaktionellen oder kommunikativen Organisationsformen „gesund" sind und das Überleben sichern, ist theoretisch also nicht zu begründen. Als medizinischer Fachmann oder Arzt kann man einem Menschen zwar sagen, wie er sich mit großer Wahrscheinlichkeit eine Krankheit zuziehen kann (Rauchen gegen zu gute Lungenfunktionen) oder gar sein Leben beenden kann (Pulsadern aufschneiden), man kann ihm aber kein Rezept dafür geben, wie er – außer durch die Vermeidung des Schädlichen – mit Sicherheit seine Gesundheit (z. B. „Lungenjogging") stärken kann. Dasselbe Prinzip gilt für die Gestaltung des menschlichen Zusammenlebens – in einer Familie, in einer Organisation, einem Staat. Die Bedingungen des Scheiterns lassen sich markieren, die des Erfolgs nur sehr begrenzt.

Solch ein nicht-normatives Modell empfiehlt sich für das Weltbild des Therapeuten: Er bewahrt (oder gewinnt) damit seinen „Möglichkeitssinn", der durch die Einengung auf nur *eine* richtige oder mögliche Option, die mit Normativität im allgemeinen verbunden ist, Schaden leidet.

Das heißt aber nicht, daß solch ein Weltbild explizit in der Therapie vermittelt werden sollte oder gar müßte. Denn es läßt sich nicht bestreiten, daß sehr normativ arbeitende Heiler (Therapeuten wie Priester) großen therapeutischen Erfolg damit haben, ihrer Klientel zu sagen, wie sie zu leben hat, um Heil und Gesundheit zu finden. Die Erklärung dafür dürfte darin liegen, daß viele Menschen gerade unter der scheinbar unbegrenzten Zahl von Möglichkeiten leiden und Orientierung und Sinn suchen.

Aus theoretischer Perspektive ergibt sich dabei formal kein Widerspruch zu den bisherigen Erwägungen. Wird ein Therapieziel positiv definiert, so wird ein Raum, Zustand oder Inhalt innerhalb des bis dahin unmarkierten Raums, Zustands oder Inhalts eingegrenzt. Verbunden damit ist, daß Merkmale der Unterscheidung für das „Ziel" benannt werden; wird die Grenze zu diesem Raum gekreuzt, so ist gewährleistet, daß auch die Grenze von dem als „krank" bezeichneten Raum in Richtung unmarkierter Raum gekreuzt wird.

Auch wenn man als Therapeut kein inhaltlich definiertes Ziel braucht, so empfiehlt es sich, in der Kommunikation mit seinen Klienten darauf zu fokussieren, woran der Therapieerfolg abgelesen werden könnte

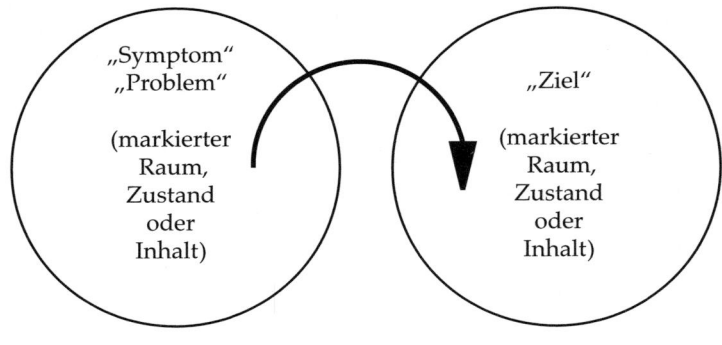

"Symptom"
"Problem"

(markierter
Raum,
Zustand
oder
Inhalt)

"Ziel"

(markierter
Raum,
Zustand
oder
Inhalt)

"Nicht-Symptom"
"Nicht-Problem"
(unmarkierter Raum,
Zustand oder Inhalt)

Kreuzen zum markierten Zustand

Abb. 20

(„Ziel"). Jede Therapie, in der kein überprüfbares Merkmal für ihre Beendigung festgelegt wird, läuft Gefahr, zur unendlichen Therapie zu werden (zum Beispiel die „unendliche Analyse").

In dem hier präsentierten Schema der Therapie sind keinerlei inhaltliche Vorgaben gemacht. Sie sind aus systemtheoretischer Sicht irrelevant, das heißt, man braucht als Therapeut nichts über die von seinen Klienten oder Patienten geäußerten Inhalte zu wissen und kann dennoch therapeutisch wirksam werden.

Ein kurzes Fallbeispiel mag dies verdeutlichen:

Ein junger Mann, Student der Psychologie, hatte vor einigen Jahren ein Beratungsgespräch bei einem Psychotherapeuten in einem Universitätsinstitut[2]. Am Ende dieses Gesprächs gab ihm der Therapeut einen Ratschlag, und der junge Mann bat, der Therapeut möge doch bitte keine inhaltlichen Angaben über das Gespräch in seine Akte schreiben. Er habe die Sorge, irgendwann könne jemand, dem er beruflich begegne, diese Aufzeichnungen lesen oder er könne seinen Fall in einem Fachbuch wiederfinden (offensichtlich eine selbsterfüllende Prophezeiung). *Der Therapeut stimmte den Wünschen seines Patienten zu.*

Einige Jahre später meldete sich dieser nunmehr etwas weniger junge Mann telefonisch bei dem Therapeuten. Er erklärte, der damalige Ratschlag

2 Genauer gesagt: beim Autor.

habe Wunder gewirkt. Er habe alles so gemacht, wie es der Therapeut geraten habe. Mehrere Jahre sei es ihm gut damit gegangen, jetzt jedoch sei er wieder in einer Situation wie damals, als er zum ersten Mal den Therapeuten konsultierte. Daher die Frage, was er ihm jetzt raten könne.

Da auf den Therapeuten ein Taxi wartete und er in großer Eile war und er nach diesen vielen Jahren und ohne Aufzeichnungen nicht wußte, was er damals geraten hatte, gab er einen inhaltsfreien Ratschlag, der sich an dem oben dargestellten Schema orientierte: Der Patient solle das tun, was ihm damals so gut geholfen habe. Hörbar enttäuscht angesichts der Eile des Therapeuten und der Kürze des Gesprächs, fügte sich der Patient in die etwas abrupte Verabschiedung.

Etwa zehn Monate später rief der junge Mann erneut an, um sich beim Therapeuten zu bedanken. Er habe alles genau wie vom Therapeuten vorgeschrieben gemacht: Es gehe ihm jetzt wieder gut, sein Problem sei gelöst, und er sei sehr zufrieden ... Bis heute weiß der Therapeut nicht, welchen inhaltlichen Ratschlag er gegeben hat und was der Patient damit angefangen hat. Aber das war offenbar auch nicht nötig.

Dieses zugegebenermaßen nicht ganz typische Beispiel einer Ultrakurztherapie macht deutlich, daß es bei therapeutischen Interventionen nicht so wichtig ist, welche Inhalte berührt sind – sie variieren von Patient zu Patient –, sondern daß bestimmte *formale, logische* Kriterien erfüllt werden. Im Verlaufe des therapeutischen Prozesses muß sich der Klient oder Patient bzw. das Klientensystem aus einem als irgendwie „problematisch" bezeichneten Raum oder Zustand in einen als „nicht-problematisch" bezeichneten Raum oder Zustand bewegen oder transformieren.

Diese Definition impliziert die Operationen von Beobachtern, und Beobachten besteht aus Unterscheiden und Bezeichnen. Eine Therapie kann daher die genannten formalen Kriterien auf zweierlei Weise erfüllen: indem die Grenze vom markierten Raum oder Zustand zum unmarkierten tatsächlich gekreuzt wird (erste Unterscheidung) oder indem die Bezeichnung für den markierten Raum oder Zustand von „problematisch" zu „nicht-problematisch" geändert wird (zweite Unterscheidung).

Dieser zweite Mechanismus dürfte erklären, warum es immer wieder vorkommt, daß Therapeuten auf Kongressen ganz stolz ihre Erfolge präsentieren, während die kritischen Kollegen nur zu oft keinen Vorher-nachher-Unterschied feststellen können.

Interventionsmöglichkeiten

Will man in ein soziales, problem- oder symptomstabilisierendes System intervenieren, so ergeben sich verschiedene Ansatzpunkte, die entweder darauf zielen, interaktionelle Muster, Muster individueller oder kollektiver Wirklichkeitskonstruktionen oder aber ihre Verknüpfung zu stören (siehe Abb. 21).

Alle operationell geschlossenen Systeme haben die charakteristische Gemeinsamkeit, daß sich Prozesse zu einer Kreisstruktur schließen. Dadurch wird die Stabilität von Phänomenen gewährleistet, was jeweils positiv oder negativ bewertet werden kann. Aus der Perspektive des außenstehenden Beobachters kann festgestellt werden, daß durch solch eine Form der Stabilität Entwicklung (die demnach nicht automatisch etwas positiv zu Bewertendes ist) verhindert wird. Handelt es sich bei den stabilen Phänomenen um Symptome, so sorgt die Unterbrechung stabilitätserhaltender Muster für Veränderung (was natürlich auch nicht immer etwas Besseres erbringen muß).

Der erste Interventionsansatz besteht in der Veränderung des um das Symptom herum geordneten interaktionellen und kommunikativen Musters. Wenn die Interaktionspartner dessen, der das Symptomverhalten zeigt, ihre mit dem Symptom zeitlich korrelierten Verhaltensweisen verändern, so kann das Symptomverhalten eine andere Bedeutung gewinnen, da es nunmehr in einem anderen Kontext steht. Wenn sie zum Beispiel nicht mehr die Verhaltensweisen zeigen, die üblicherweise als Auslöser des Symptomverhaltens wirken, oder andere Reaktionsweisen auf das Symptomverhalten erproben (1), so ergeben sich andere Muster, die im optimalen Falle nicht nur keine symptomstabilisierende, sondern eine entwicklungsfördernde Wirkung haben.

Der zweite Ansatz besteht in der Veränderung der Verknüpfung zwischen interpersonell beobachtbarem Verhalten und Bedeutungsgebung. Wird eigenem oder fremdem Verhalten eine andere, neuartige Bedeutung gegeben (2a), so kann auch alternativ reagiert werden, wodurch sich dann wiederum das interaktionelle Muster ändert. Dasselbe gilt umgekehrt, wenn aus unveränderten Bedeutungsgebungen neuartige Konsequenzen auf der Verhaltensebene gezogen werden (2b).

Die dritte Möglichkeit der Unterbrechung stabilisierender Rückkopplungen besteht darin, die scheinbar logische Konsistenz und

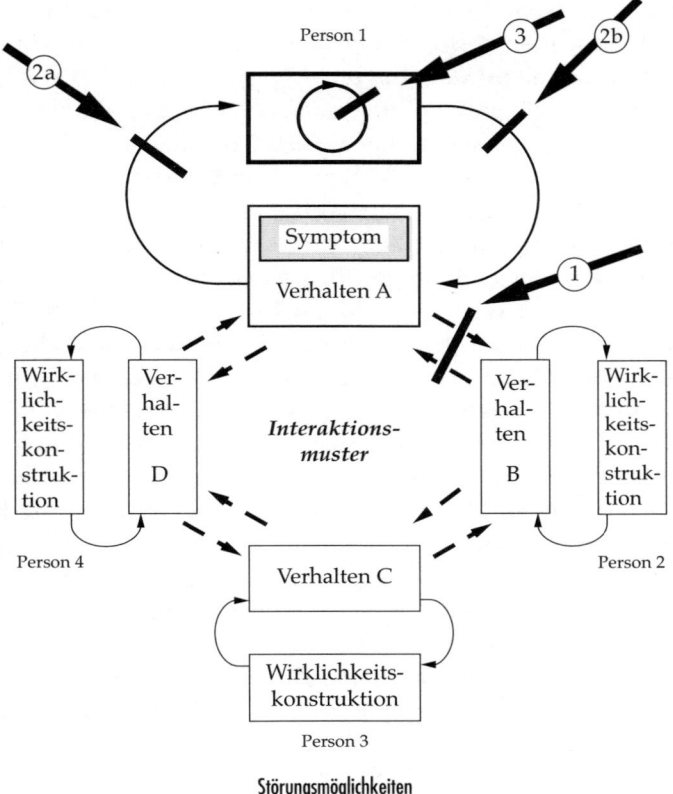

Abb. 21

Kohärenz von Wirklichkeitskonstruktionen ad absurdum zu führen. Die Weiterentwicklung und Veränderung von Wirklichkeitskonstruktionen ist im allgemeinen dann beendet, wenn keine Widersprüche mehr für einen störenden Integrationsbedarf sorgen, d. h. wenn entweder die Umwelt des einzelnen so reagiert, daß keine Widersprüche entstehen, oder wenn es dem Individuum gelingt, alle Informationen, die in Konflikt mit seinen eigenen Konstruktionen geraten könnten, auszuschließen.[3]

3 Daß man in diesem Sinne auch die von der Psychoanalyse beschriebenen psychodynamischen Mechanismen („Abwehr") verstehen kann, habe ich an anderer Stelle gezeigt (Simon 1994).

In den meisten sozialen Systemen, in denen die miteiander kommunizierenden Personen eine längere Geschichte miteinander durchgemacht haben, kann davon ausgegangen werden, daß jeder den anderen in seinem Weltbild bestätigt. Dies ist einer der Gründe, warum zum Beispiel in Familien das Hinzuziehen eines Therapeuten oder Beraters mehr neue Optionen eröffnen kann, als es die Familienmitglieder allein können. Die wissen schon alles übereinander, so daß sie nicht in der Lage sind, sich gegenseitig zu überraschen, zu stören oder anzuregen, d. h. zu perturbieren.(Ein schönes Beispiel dafür, daß Wissen den Möglichkeitssinn beschränkt.)

Die hier genannten Prinzipien werden in unterschiedlichen Psychotherapieformen in unterschiedlichem Maße realisiert. Auf eine Diskussion der Unterschiede und Ähnlichkeiten muß hier verzichtet werden. In der sogenannten systemischen Therapie werden die genannten Prinzipien miteinander kombiniert, das heißt, es werden beispielsweise neue Verhaltensmuster verschrieben, um dadurch alten Werten zur Geltung zu verhelfen; oder es werden alte Verhaltensmuster verschrieben, aber mit einer anderen Bedeutung verknüpft, es werden Umdeutung und Umwertungen angeboten, Vorannahmen der Klienten provokativ in Frage gestellt usw.[4]

Als exemplarisch sei hier das Prinzip der „So-tun-als-ob-Verschreibung" angeführt. Hier wird einem Verhalten, das bis dahin von den Beteiligten als Ausdruck von Krankheit bewertet wurde, durch die Anweisung des Therapeuten eine interaktionelle Bedeutung zugeschrieben.

Beispiel: *In einer Familie mit einem nunmehr 21jährigen Sohn, der seit seinem 16. Lebensjahr immer wieder wegen merkwürdiger Verhaltensweisen und wahnhaft anmutender Äußerungen in psychiatrischer Behandlung war, kommt es immer wieder zu einem stereotypen Verhaltensmuster. Wenn die Eltern vom Sohn verlangen, er solle etwas für die Gemeinschaft tun (z. B. den Hof kehren), verhält sich der Sohn merkwürdig; manchmal äußert er gar, er sei sich nicht sicher, ob er nicht Stimmen aus dem Kühlschrank höre. Wenn er solche Äußerungen tätigt, bekommen die Eltern Angst, der Sohn könne wieder psychotisch dekompensieren; sie nehmen dann von ihren Forderungen an den Sohn sofort Abstand. Der Therapeut*

---

4 Aus Raumgründen und weil es den Rahmen dieser Untersuchung sprengen würde, ist hier auf die Darstellung der konkreten Methoden systemischer Therapie verzichtet worden. Dies soll anderenorts geschehen (in Vorbereitung).

verschreibt dem Sohn nun, er solle bis zur nächsten Sitzung mindestens einmal pro Woche, wenn er nicht tun wolle, was die Eltern von ihm verlangen, so tun, als ob er Stimmen aus dem Kühlschrank höre.[5]

Das Ziel solch einer Verschreibung ist, in das Kommunikationssystem die Idee einzuführen, daß die Aussage „Ich höre Stimmen aus dem Kühlschrank!" nicht nur durch eine Krankheit erklärt werden kann, sondern auch als Ablehnung einer Forderung der Eltern. Das bis dahin nicht-verstehbare Symptomverhalten, das zuvor durch Mechanismen außerhalb des sozialen Systems erklärt wurde, kann nunmehr *auch* sozial erklärt werden. Es verliert seine Eindeutigkeit, das heißt, es wird vieldeutig und gewinnt einen *möglichen* kommunikativen Sinn.

Hinzugefügt sei allerdings, daß derartige Techniken nicht isoliert angewandt und beurteilt werden können. Es kommt darauf an, daß sie in einen therapeutischen Prozeß und eine tragfähige, vertrau-

---

5 Ergänzend sei angefügt, daß der Patient sich kategorisch weigerte, diese Anweisung auszuführen. Er erklärte, das könne er nicht. Auf den Einwand des Therapeuten, da sei nicht viel zu können, schließlich sei nicht gefordert, daß er wirklich Stimmen aus dem Kühlschrank höre, sondern lediglich, daß er so tue als ob, wurde deutlich, daß der Patient diese Anweisung nicht ausführen wollte (was einen Unterschied macht zu „Nicht-Können"). Nach einigen Diskussionen einigten sich Therapeut und Patient darauf, daß der Patient diesen Vorschlag überschlafen und am nächsten Morgen entscheiden würde, ob er ihn ausführt oder nicht. Vom Therapeuten darum gebeten, erklärte er sich bereit, niemandem zu sagen, wie er sich entschieden habe.

Nach drei Monaten, beim nächsten Termin, erklärte die Mutter des Patienten, die Zwischenzeit sei „die Hölle" gewesen, da ihr Sohn, der früher nie nein gesagt hatte, nunmehr zu allem und jedem nein gesagt habe. Er habe sich wie ein Vierjähriger in der Trotzphase verhalten. Nach etwa vier Wochen sei es dann möglich gewesen, sich auch gelegentlich darüber auseinanderzusetzen, ob die an ihn gerichteten Forderungen berechtigt seien oder nicht. Und jetzt sei das der übliche Weg, wie seine Anteile an der Bewältigung der Alltagsaufgaben ausgehandelt würden.

Aus Sicht des Therapeuten war durch die Verschreibung ein die Weiterentwicklung der familiären Kommunikations- und Beziehungsstruktur blockierender Mechanismus unterbrochen worden. Die Familie machte die bis dahin durch das Zeigen von Symptomverhalten vermiedene Phase von Konflikten zwischen Adoleszenten und ihren Eltern durch, wie sie im kulturell-sozialen Umfeld der Familie üblich sind. Das Symptom hatte für den Patienten seine abgrenzende Funktion verloren, so daß er sich vor der Notwendigkeit sah, neue Strategien der Abgrenzung zu erproben. Während der drei Monate äußerte er übrigens kein einziges Mal, er höre irgendwelche Stimmen. Ob er nun tatsächlich welche gehört hat, ist nicht bekannt.

ensvolle Beziehung zum Therapeuten eingebunden sind. Nur dann wird die Familie den Therapeuten und mit ihm seine Kommentare, Umdeutungen und Verschreibungen ernst und wichtig genug nehmen, um sich überhaupt mit ihnen auseinanderzusetzen.

Sprache als Medium der Therapie

Die Sprache spielt für die Entwicklung des Menschen (des Individuums wie der Spezies) eine zentrale Rolle, da sie die Kopplung zwischen Organismen, psychischen und sozialen Systemen ermöglicht. Sie ist ein Medium, in dem sich alle drei Typen von Systemen formen. Sprache ist das klassische Beispiel eines Mediums.

Aus einer begrenzten und relativ geringen Zahl von Lautelementen (Phonemen) lassen sich nahezu unbegrenzt viele Worte und Sätze bilden, denen eine noch größere Zahl von Bedeutungen zugeschrieben werden kann. Diese Variabilität ergibt sich aus der losen Kopplung der Elemente und den damit verbundenen Kombinationsmöglichkeiten. In der Schriftsprache genügen zum Beispiel 26 Buchstaben, um fast alle denkbaren Texte zu verfassen.

Doch bei näherer Betrachtung erweist sich, daß jegliches Verhalten eines Organismus als ein Medium gesehen werden kann, in dem sich (auch) organische Zustände und Ereignisse mitteilen. Bereits Fritz Heider (1926) hatte Gestik und Mimik als Medium des Ausdrucks psychischer Phänomene angesehen. In ähnlichem Sinne ist die Bewegung eines Organimus stets auch ein Medium, in welchem sich körperliche Veränderungen manifestieren (z. B. Muskelaktivitäten). So ist auch die Produktion von Lauten zunächst ein körperliches Verhalten – das Resultat und der Ausdruck der Aktivität von Muskeln, Lunge, Kehlkopf etc. Beginnend beim kindlichen „Dada" wird im Laufe der Ontogenese des Individuums in der strukturellen Kopplung mit den direkten Interaktionspartnern das Verhalten selektiert, welches erfolgreich zur Koordination von Verhalten verwendet werden kann. Es ist ein Verhalten, das, gewissermaßen auf der Metaebene, Verhalten von mehreren Akteuren aufeinander abstimmt: ein Verhalten über Verhalten. Es hat eine kommunikative Funktion. Unter allen Verhaltensweisen erweist sich die Kombination von Lauten als extrem ökonomisch. Indem Lautkombinationen Bedeutung zugeschreiben wird, ergibt sich über das direkte Verhalten hinaus die Möglichkeit, ein Verhalten zu zeigen, das sich auf anderes Verhalten bezieht. Kommunikation über Kommunikation wird möglich. Aus dem Blabla des Kleinkindes entwickelt sich so Sprechen, d. h. eine geordnete, nicht-zufällige Produktion von Lauten. In diesem Sinne ist Sprechen immer auch ein Medium körperlicher Prozesse (was sich zum Beispiel daran zeigt, daß sich aus bestimmten Sprachstörungen Folgerungen über Hirnfunktionsstörungen ziehen lassen).

Aber dieser körperliche Aspekt kann bei der Betrachtung der Rolle der Sprache in der Psychotherapie wohl ausgeblendet und als gegebene Umweltbedingung vorausgesetzt werden. Wichtiger erscheint, die Kopplung sozialer und psychischer Prozesse.

Aus systemtheoretischer Sicht kann Sprechen bzw. sprachliche Kommunikation als Mittel der *Interpenetration* verschiedener operationell geschlossener Systeme konzeptualisiert werden. „Im Bereich der Intersystembeziehungen soll der Begriff Interpenetration einen engeren Sachverhalt bezeichnen, der vor allem in Input-Output-Beziehungen (Leistungen) unterschieden werden muß. Von *Penetration* wollen wir sprechen, wenn ein System die eigene Komplexität (und damit: Unbestimmtheit, Kontingenz und Selektionszwang) *zum Aufbau eines anderen Systems zur Verfügung stellt*. In genau diesem Sinne setzen soziale Systeme ‚Leben' voraus. *Interpenetration* liegt entsprechend dann vor, wenn dieser Sachverhalt wechselseitig gegeben ist, wenn also beide Systeme sich wechselseitig dadurch ermöglichen, daß sie in das jeweils andere ihre vorkonstituierte Eigenkomplexität einbringen" (Luhmann 1984, S. 290). Ein gesprochener und gehörter Satz hat für das soziale System eine andere Bedeutung als für die Person, die ihn gesprochen hat, oder die Personen, die ihn gehört haben. So werden durch Sprechen autonome Systeme miteinander strukturell gekoppelt (psychische Systeme), und es werden gleichzeitig neue Systeme (Kommunikationssysteme) aufgebaut. Sowohl im Netzwerk der psychischen Operationen und Interaktionen als auch in dem der sozialen Operationen und Interaktionen wird Sprechen als Element wirksam.

Für jede Form der Psychotherapie kommt Sprache eine zentrale Rolle zu, da sie eine Form der Kommunikation zwischen Therapeut und Klientensystem ermöglicht, die sich über die reine Koordination von Verhalten hinaus ausdehnt und Kommunikation über Kommunikation erlaubt. Sie ermöglicht Reflexion.

Die Gefahr beim – alltäglichen wie therapeutischen – Gebrauch von Sprache besteht darin, daß ihr bzw. ihren Elementen eine objektive Bedeutung unterstellt wird. Der Gebrauch bestimmt die Bedeutung der Worte. Das gilt aber nicht nur für die kommunikative Bedeutung, sondern auch für die subjektive Bedeutung. Der subjektive Gebrauch bestimmt die psychische Bedeutung von Sprache. Wenn zwei Personen dasselbe Wort verwenden, so kann man davon ausgehen, daß sie *immer* verschiedene Bedeutungen damit assoziieren. Lediglich eine gewisse Schnittmenge von gemeinsamen oder ähnlichen Bedeutungszuweisungen sorgt dafür, daß Kommunikation (als Koordination von Handlungen oder Koordination der Koordination von Handlungen) funktioniert (Maturana 1978, S. 258).

Diese Subjektivität der Bedeutung von Sprache ist ein Aspekt der Autonomie und Abgegrenztheit psychischer Systeme. Dadurch jedoch, daß diese autonomen und gegenüber der Umwelt abgeschlossenen Prozesse in einem auch anderen zugänglichen, d. h. für interpersonelle Beobachtung offenen Medium stattfinden, ergibt sich ein gemeinsamer Nenner (im buchstäblichen Sinne des Wortes), auf den die unterschiedlichen Bedeutungen bezogen werden können.

In dieser Nutzung eines gemeinsamen Mediums liegt eine Chance zur Analyse psychischer Prozesse, aber auch zur therapeutischen Störung ihrer sich selbst stabilisierenden Mechanismen.

Kontexte

Obwohl jeder Mensch seine eigene, private Sprache spricht, ist es nicht völlig beliebig, welche Bedeutungsgebungen er vornimmt. Schließlich wird Sprache in der strukturellen Kopplung mit anderen Menschen erworben; Kommunikation wird nur möglich, wenn der mögliche Bedeutungsumfang von Begriffen eingeengt wird (Simon 1990, S. 260 ff.). Im Laufe der Interaktionsgeschichte werden bestimmte Bedeutungsgebungen wahrscheinlicher, andere unwahrscheinlicher. Auf diese Weise wird die subjektive Bedeutungsgebung mit der Bedeutungsgebung durch den sozialen Kontext verknüpft, ohne daß eine deterministische Beziehung zwischen beiden besteht. Hier entsteht eine Unbestimmtheit, die charakteristisch für menschliche Kommunikation ist und mit der auch jeder Therapeut umzugehen hat.

Es gibt aber noch einen weiteren Faktor, der die Interpretation sprachlicher Kommunikation erschwert: Die Bedeutung sprachlicher Äußerungen ist immer von einem oder mehreren Kontexten abhängig. Worte gewinnen erst im Gesamtzusammenhang eines Satzes ihre Bedeutung, und Sätze werden durch den Textzusammenhang, in dem sie stehen, bedeutungsvoll. Dies gilt nicht nur für literarische Texte, sondern auch für die im Rahmen der alltäglichen oder therapeutischen Kommunikation formulierten Aussagen.

Cronen und seine Mitarbeiter (1979) haben ein Modell vorgestellt, in welchem sie mehrere Kontexte beschreiben, welche die Interpretation sprachlicher Kommunikation leiten. Was immer gesagt wird, wird entsprechend solch unterschiedlicher Interpretationsrahmen (Kontexte) unterschiedlich deutbar. Dadurch können widersprüchliche Deutungen möglich werden, Kontexte können sich gegenseitig kommentieren und disqualifizieren und so zu Paradoxien führen oder sich gegenseitig bestätigen. Die Vielschichtigkeit von Kommunikation ist ein Resultat der vielfältigen Deutungsrahmen, die auf sie angewandt werden können (siehe Abb. 22).

Wann immer mehrere Personen miteinander kommunizieren, bestimmt niemals der *Inhalt der Aussage* allein die Bedeutung der Botschaft. Stets wird er durch Mimik und Gestik non- und paraverbal kommentiert, bestätigt, bekräftigt, verneint, ironisiert, ad absurdum geführt usw. Der *Sprechakt* in seiner Gesamtheit bildet den unmittelbaren Kontext der übermittelten Worte.

Und der Sprechakt seinerseits ist eingebettet in eine Sequenz von Interaktionen, er ist Element einer *Interaktionsepisode*, die den Interpretationsrahmen für den Sprechakt bildet.

Der nächste Kontext, der verbale wie nonverbale Äußerungen und den Ablauf der Interaktion kommentiert, ist die *Beziehung*, die zwischen den Kommunikationspartnern besteht. In ihrer wahrnehmbaren Gestalt können identische Sätze und Sprechakte eine unterschiedliche Bedeutung gewinnen, je nachdem, ob sie beispielsweise ein Vater dem Sohn oder ein Sohn dem Vater gegenüber äußert. Das gilt natürlich auch für Handlungsabläufe, in denen die Rollen weitgehend über die Beziehungen, die zwischen ihnen bestehen, definiert sind. Sie schaffen Verhaltenserwartungen, und diese Erwartungen leiten die Deutung des Geschehens.

Solche Handlungsabläufe folgen dramaturgischen Schemata. Menschen denken in Geschichten, und Handlungssequenzen wer-

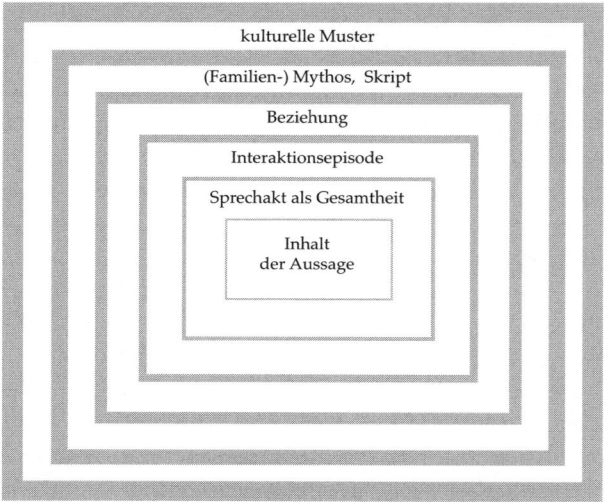

Kontexte
(= Interpretationsrahmen)
menschlicher Kommunikation

kulturelle Muster

(Familien-) Mythos, Skript

Beziehung

Interaktionsepisode

Sprechakt als Gesamtheit

Inhalt
der Aussage

Abb. 22

den in die Logik tradierter Mythen eingebunden. Menschen konstruieren ihre Vergangenheit, Gegenwart und Zukunft wie ein Drehbuch, ein Skript, das aktuellen Ereignissen ihre Bedeutung verleiht. Aber nicht nur einzelne Personen legen ihrer Deutung der Welt Geschichten zugrunde, sondern auch soziale Systeme. Es sind meist mehr die von Generation zu Generation überlieferten Mythen, welche die Problemlösestrategien von Familien oder Organisationen leiten, als rationales Kalkül. Beziehungen werden daher – wie das aktuelle Geschehen – im Kontext der eigenen *Skripten* und *Mythen* interpretiert.

Den letzten Kontext, den Cronen und Pearce anführen, bilden *kulturelle Muster*. Ökonomische und kulturelle Werte, tradierte Glaubenssysteme und Sprachstrukturen liefern gewissermaßen die Blaupausen für unsere Wirklichkeitskonstruktionen.

Wenn es also ein erster Schritt einer systemorientierten Therapie ist, zu analysieren, wie sich individuelle Verhaltensweisen aus individuellen Wirklichkeitskonstruktionen ableiten und so zur Aufrechterhaltung eines Symptoms oder Problems beitragen, so klingt dies nur simplifizierend; in der Praxis erweist es sich als relativ kompliziert, da die hier genannten Kontexte nicht hierarchisch geordnet sind, sondern sich gegenseitig kommentieren und da sie von einem Augenblick zum anderen gewechselt werden können; häufig besteht kein Konsens, welcher Interpretationsrahmen angewandt werden muß, und selbst wenn das der Fall sein sollte, die Individualität des Sprachgebrauchs sorgt für die Begrenztheit gegenseitigen Verstehens.

Wirklichkeitskonstruktionen

Die Unterscheidung zwischen *Beschreiben*, *Erklären* und *Bewerten*, die bereits oben zur Differenzierung von Beobachtung eingeführt worden ist, kann auch als Leitlinie für therapeutische Interventionen dienen, wenn sie auf die Beeinflussung der Wirklichkeitskonstruktionen von Patienten zielen.

Das beginnt bei der Beschreibung der interaktionellen Abläufe. Erfahrungsgemäß gibt es mindestens so viele unterschiedliche Beschreibungen einer Interaktionsepisode wie es Beobachter gibt. Jeder trifft aus der Vielzahl der Geschehnisse seine spezielle Auswahl. Und auch für den Therapeuten eröffnet sich die Möglicheit, eine ihm nützliche Selektion vorzunehmen und eine alternative Beschreibung der Ereignisse anzubieten.

In der Praxis der Therapie ist die (implizite) Einführung der Idee, daß es keine unteilbar „wahre", die Wirklichkeit „richtig" abbildende Beschreibung der Abläufe gibt, sondern nur von der Perspektive des Beobachters abhängige Beschreibungen, eine Störung jeder Wirklichkeitskonstruktion, die auf der Prämisse basiert, einer der Beteiligten könne im Besitz der Wahrheit sein.

Etwas Analoges kann von Erklärungen gesagt werden. Für die Entstehung aller Phänomene gibt es mehr als nur eine Möglichkeit der Entstehung (und damit der Erklärung). Hier bieten sich dem Therapeuten Optionen der Umdeutung. Werden repetitive persönliche Erfahrungen im Rahmen einer neuen Erklärung (z. B. durch frühkindliche Erlebnisse begründet) gesehen, so kann dies ihre Bewertung radikal verändern und damit das Erleben in der Zukunft.

Generell dürfte in jeder Therapie die Veränderung von Bewertungen von zentraler Bedeutung sein. Hinter dieser nüchternen Formel verbirgt sich, was umgangssprachlich als „Gefühlsleben", psychologisch als „Affektivität" bezeichnet werden kann. Gefühle bilden als Medium der Bewertung ein übergeordnetes Raster, das die Selektion von Wahrnehmungen ebenso steuert wie die Handlungskonsequenzen, die aus ihnen abgeleitet werden. Dennoch wäre es wohl verfehlt, von einer Hierarchie auszugehen, in der die affektive Bewertung die oberste Instanz darstellt. Das mag zwar ontogenetisch so sein, doch beim Erwachsenen sind die Funktionen des Beschreibens, Erklärens und Bewertens so miteinander vernetzt, daß man sinnvollerweise von einer heterarchischen Beziehung zwischen ihnen ausgehen muß, in der jedes Element alle anderen zu beeinflussen vermag.

Positive Symptombewertungen, d. h. die Fokussierung der Aufmerksamkeit auf funktionelle Aspekte des Symptoms, über die bislang nicht innnerhalb des Systems kommuniziert wurde, bilden das Musterbeispiel einer therapeutischen Intervention, die auf die Änderung von Bewertungen zielt.

Als mögliche (Um-)Deutungsrahmen bieten sich dabei dem Therapeuten die oben genannten Kontexte an. Er kann sich genauso auf kulturelle Muster beziehen, wie auf die über mehrere Generationen tradierten Werte.

Wenn Menschen ihre Wirklichkeitskonstruktionen in Form von Geschichten abfassen, dann geht es in der therapeutischen Konversation stets darum, die Logik der alten Geschichten in Frage zu stellen und die Konstruktion neuer Geschichten zu ermöglichen, in denen ein anderer Umgang mit den aktuellen Symptomen und Problemen logisch oder zumindest plausibel wird und schließlich Symptome keinen Platz mehr haben.

Konflikte

Symptome sind mit intrapsychischen und / oder interpersonellen Konflikten verbunden: Entweder lösen sie Konflikte auf, oder sie lösen sie aus.

Jeder Beobachter, der gezwungen ist zu handeln, steht vor der Notwendigkeit, Entscheidungen zu treffen. Er muß – im einfachsten Fall – zwischen den beiden Seiten einer Unterscheidung wählen: etwas tun oder nicht tun. Und er muß bewerten, ob es besser ist, sich für die eine Seite oder die andere Seite zu entscheiden. Der Maßstab für diese Bewertung sind erstrebte Ziele, Wünsche, Begehren, aber auch die Vermeidung oder Verhinderung von etwas Befürchtetem. Legt man diese Definition von Konflikt zugrunde, so sind nicht nur Symptome mit Konflikten verbunden, sondern das menschliche Leben ist eine Sequenz durchlebter Konflikte. Der Unterschied zwischen ihnen ist dann lediglich graduell. Das ist es, was oben als Prinzip des „systemischen Antagonismus" bezeichnet worden ist.

Jede Aktion eines lebenden Systems, eines menschlichen Individuums wie eines sozialen Systems setzt Bewertungsprozesse voraus, und damit ist es Ambivalenzen und Kosten-Nutzen-Rechnungen ausgesetzt. Sie führen aber nicht immer zu eindeutigen Ergebnissen, zumal dann, wenn unterschiedliche Zielvorstellungen den Maßstab für die Bewertung liefern.

Das ist intraindividuell oft der Fall, in sozialen Systemen ist es die Regel. Wo immer mehrere Personen interagieren, kann angesichts ihrer Autonomie und Strukturdeterminiertheit davon ausgegangen werden, daß sie mehr oder weniger unterschiedliche Ziele für sich und die Gruppe, Familie etc. als Ganzes verfolgen. Schon allein die Unterschiedlichkeit ihrer Wirklichkeitskonstruktionen sorgt für Antagonismus. Konsens ist die Ausnahme.

In sozialen Systemen kommt es zwangsläufig zu einem Prozeß der Balancierung solch antagonistischer Tendenzen, weil alle Teilnehmer an der Kommunikation die Kommunikation beobachten und bewerten und im allgemeinen gegensteuernde Maßnahmen ergreifen, wenn sie befürchten, daß sich das Gesamtsystem in eine Richtung bewegt, welche die von ihnen vertretenen Interessen und Werte essentiell gefährdet.

Zur Analyse der Organisation solcher Konflikt- und Entscheidungsprozesse erscheint es nützlich, Konflikte analog der bereits früher eingeführten Unterscheidung zwischen aktiver und passiver Negation zu unterscheiden: Konflikte, in denen die beiden Seiten der Unterscheidung sich gegenseitig *aktiv negieren*, sollen hier „starke Konflikte" genannt werden; Konflikte, in denen sich die beiden Seiten der Unterscheidung *passiv negieren*, sollen „schwache Konflikte" genannt werden (siehe Abb. 23).

Ein Beispiel mag diesen Unterschied verdeutlichen: Kommt man an eine Wegkreuzung, so ist der Konflikt „Rechts- oder Linksabbiegen" ein starker Konflikt, „Rechtsabbiegen oder Nicht-Rechtsabbiegen" ist ein schwacher Konflikt. Im zweiten Fall ist also auf der anderen Seite der Unterscheidung kein markierter Raum, Zustand

147

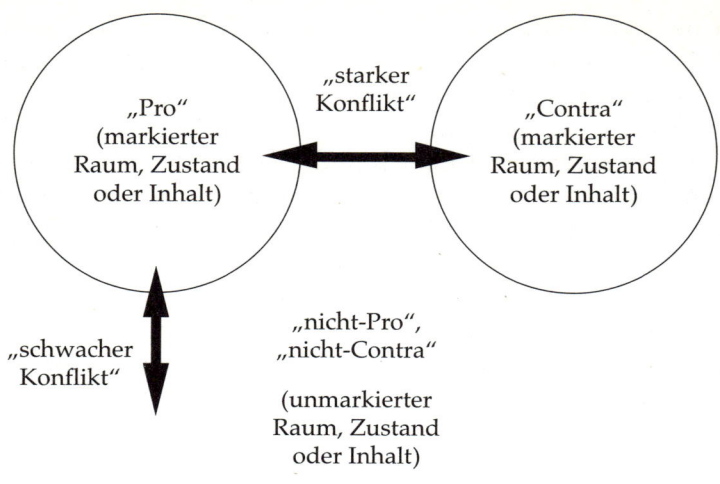

Starke und schwache Konflikte

Abb. 23

oder Inhalt (Nicht-Rechtsabbiegen), wodurch viele alternative Optionen offen bleiben (Geradeausgehen; linksabbiegen, Stehenbleiben etc.); im ersten Fall ist ein markierter Raum, Zustand oder Inhalt (Linksabbiegen) auf der anderen Seite der Unterscheidung, wodurch die Optionen insgesamt auf zwei eingeschränkt werden. Allgemein gesagt: Im starken Konflikt geht es um eine Unterscheidung zwischen „Pro" und „Contra", die *beide* durch antagonistische *Merkmale der Unterscheidung* definiert sind; bezieht sich der Konflikt auf Aktionen, so besteht die Alternative zwischen zwei gegensätzlichen Verhaltensweisen. Im schwachen Konflikt geht es um eine Unterscheidung zwischen „Pro" und „Nicht-Pro" bzw. „Contra" und „Nicht-Contra", wobei jeweils nur *eine* Seite der Unterscheidung durch ein Merkmal der Unterscheidung definiert ist; bezogen auf Handlungen ist es die Alternative Handeln / Nicht-Handeln.

Auch eines der grundlegenden Konzepte der Psychoanalyse, das „Lustprinzip", läßt sich dieser Logik gemäß präzisieren. Ursprünglich hatte Freud (1900, S. 605) seiner Konzeptualisierung nicht das Lustprinzip, sondern das „Unlustprinzip" zugrunde gelegt. Er sah die Vermeidung von Unlust als wesentliche Triebfeder menschlichen Handelns. Später stellte er dann das Streben nach Lust an die erste Stelle menschlicher Triebe und Antriebe. Unter systemischen Gesichtspunkten erscheint es sinnvoll, beide Prinzipien als kombiniert zu betrachten: Lust und Unlust negieren sich gegenseitig aktiv, Nicht-Lust bedeutet aber keineswegs Unlust, Nicht-Unlust bedeutet nicht Lust.

Mit Hilfe dieser Typisierung läßt sich die Logik des individuellen Verhaltens der Interaktionsteilnehmer wie auch des Musters ihrer Interaktion im Konflikt- wie im Nichtkonfliktfall beschreiben.

So kann, um bei einem Beispiel aus einer Familie zu bleiben, das Verhalten eines Mitglieds auf das Erreichen eines positiven Ziels gerichtet sein (Pro: „Mein Sohn soll Geigenvirtuose werden!") oder aber auf das Verhindern eines befürchteten, negativen Ziels (Nicht-contra: „Er soll nicht werden wie Onkel Otto, der an Syphilis gestorben ist!"). Zwischen diesen beiden Zielen gibt es keinen Konflikt, da die positiven Aktionen zur Förderung der Musikerkarriere nicht in Konflikt mit der Vermeidungs- oder Syphilis-Prophylaxestrategie geraten.

Generell erscheint es günstig, im Konfliktfall zwischen positiver und negativer Zielorientierung zu unterscheiden. Dies bezieht sich auch auf die Einbeziehung des Therapeuten in einen Konflikt. Ihm kann eine Rolle zugedacht sein, die darin besteht, Befürchtetes abzuwehren oder aber Erstrebtes herbeizuführen.

Er betritt als neuer Akteur ein Spielfeld, auf dem es bereits Parteien gibt, die sich von Wünschen und Ängsten geleitet konflikthaft aufeinander beziehen. Das Symptom hat eine zentrale Funktion für das therapeutische System, weil es den Kontakt zwischen Klientensytem und Therapeut (oder auch Therapeuten, falls mehrere beteiligt sind) herstellt. Der Therapeut wird eingeladen, innerhalb eines Konfliktfeldes Stellung zu beziehen und sich auf die eine oder andere Seite von Unterscheidungen zu stellen.

Wann und von wem der Therapeut um Hilfe gerufen wird, sagt dabei zum einen sehr viel über die Funktion der Symptombildung, zum anderen über die dem Therapeuten zugedachte (und eventuell befürchtete) Funktion. Wird er aktiviert, wenn die Symptombildung schon über lange Zeit bestanden hat, so läßt sich die Hypothese aufstellen, daß die Balance des Status quo durch gerade erfolgte oder unmittelbar bevorstehende Veränderungen innerhalb des Netzwerks der Interaktionsteilnehmer und ihrer Beziehungen bedroht ist. Dies kann zum Beispiel der Auszug eines Familienmitglieds, der

Tod eines Therapeuten, der Beziehungsabbruch zu Geschwistern, eine plötzliche Veränderung der Symptomatik etc. sein. Hier dürfte die Funktion, die dem Therapeuten angeboten wird, in erster Linie darin bestehen, eine kompensatorische Funktion für den ausgefallenen Mitspieler bzw. dessen Funktion (das gilt auch für ein verändertes Symptom bzw. seine veränderte interaktionelle Wirkung) innerhalb des sozialen Systems zu übernehmen. Der Therapeut soll nicht Veränderung induzieren, sondern *Veränderung verhindern*. Das gewohnte Symptom ist schon lange zum Bestandteil der Normalität des Systems geworden. Im allgemeinen wird in solchen chronifizierten Systemen Veränderung deswegen befürchtet, weil alle Hoffnung, sie könnte zum Positiven hin erfolgen, im Laufe der Jahre geschwunden ist.

Ist akut aufgetretene Symptombildung der Anlaß, einen Therapeuten zu konsultieren, so wird die Balance des Systems meist durch die Symptombildung gefährdet. Die Erwartungen, Hoffnungen und Befürchtungen, die sich auf den Therapeuten richten, sind widersprüchlich: Einerseits mag in der Bedrohung des Status quo das Versprechen einer neuen Ordnung der Beziehungen und der Spielregeln des Zusammenlebens liegen („Krankheit als Chance"), andererseits ist die Ordnung, die vor der Symptombildung bestand, bekannt und vertraut, was Sicherheit gibt. So ist die Hoffnung auf Veränderung der vertrauten Welt immer auch die Angst vor ihrem Verlust, die Hoffnung auf Beseitigung des Symptoms auch die Angst vor dem Verlust der mit ihm verbundenen Chance; und beides wird mit der Tätigkeit des Therapeuten assoziiert.

Therapie und Veränderung sind also in der Sicht der Klienten – der identifizierten Patienten wie ihrer Angehörigen oder der sie betreuenden Helfer – miteinander verknüpft, entweder als Hoffnung oder als Befürchtung. Dabei mag der eine mehr die Hoffnung, der andere mehr die Befürchtung damit verbinden.

Parteilichkeit und Neutralität

Jedem Therapeuten stellt sich die Frage, wieviel Verantwortung er für den Erhalt oder die Veränderung des jeweils behandelten Systems – sei es ein Individuum oder eine Familie oder sonst ein soziales System – übernimmt und welche (substituierenden oder suppressiven) Funktionen er übernehmen sollte. Es ist die Frage nach der jeweiligen Überlebenseinheit: Ist es das Klientensystem (das Individuum, die Familie) oder das therapeutische System (die Dyade, Familie plus Therapeut)? Und es ist die Frage nach der Parteilichkeit oder Neutralität des Therapeuten.

In Notfallsituationen, das soll hier noch einmal ausdrücklich betont werden, mag es unvermeidlich werden, daß der Therapeut die für das Klientensystem überlebensnotwendigen Entscheidungen trifft. Doch die sind im allgemeinen zeitlich begrenzt. Und wo er eine verantwortliche Rolle in einem übergeordneten System, z. B. der Psychiatrie spielt, hat er deren institutionellem Auftrag gemäß für soziale Komplexitätsreduktion zu sorgen. Er muß dann zielgerichtet, d. h. *parteilich*, Entscheidungen treffen. Wo dieser institutionelle Kontext nicht handlungsleitend ist (weil der Therapeut außerhalb einer solchen Institution arbeitet oder weil die Berechenbarkeit des öffentlichen Lebens nicht durch zu befürchtende, unkalkulierbare Verhaltensweisen des Patienten oder seiner Angehörigen bedroht wird), kann der Therapeut eine neutrale Position einnehmen. Es ist das Rollenverständnis, das die Basis der systemischen Therapie bildet.

Als Überlebenseinheit wird das Klientensystem definiert, das heißt, die für dessen Schicksal relevanten Entscheidungen und Aktionen fallen in den Verantwortungsbereich der Person oder Personen, durch deren Kommunikation das System gebildet wird. Sie können und müssen *parteilich* sein, wenn sie handlungsfähig werden und ihren Werten und Zielen zur Geltung verhelfen wollen und das, was sie befürchten, vermeiden wollen. Konflikte muß das System, d. h. das Netzwerk der Interaktionen der Komponenten (Personen), selbst entscheiden – oder auch nicht. Die Aufgabe des Therapeuten besteht darin, einen Prozeß zu initiieren, dessen Resultat die Übernahme dieser Funktion durch das System selbst bzw. durch eine der das System kreierenden Komponenten (Personen) ist. Der Therapeut übernimmt die Verantwortung für den *Prozeß* der Entscheidungsfindung, nicht für das inhaltliche Ergebnis. Und es fällt nicht in seine Verantwortung, der einen oder anderen Seite der Unterscheidung zum Sieg zu verhelfen. Er vertritt keine inhaltlichen Präferenzen, und er akzeptiert die Entscheidung des Systems, gegebenenfalls auch die Entscheidung, keine Entscheidung zu treffen. Diese technische Haltung soll im Gegensatz zur Parteilichkeit als *Neutralität* bezeichnet werden.

Die Logik parteilichen und die neutralen Verhaltens lassen sich schematisch aufgrund der Bedeutung erfassen, die dem Verhalten der einzelnen Interaktionsteilnehmer zwischen Pro (p) und Contra (q) zugewiesen wird (siehe Abb. 24).

Für die Kommunikation innerhalb des therapeutischen Systems heißt dies, daß der Therapeut immer dann, wenn er mit einem Konflikt des Klientensystems konfrontiert ist, zwischen zwei unterschiedlichen neutralen Interventionsstrategien wählen kann. Er kann sich sich auf die Weder-noch-Seite oder die Sowohl-Als-auch-Seite stellen. Im ersten Fall enthält er sich der Stellungnahme, im zweiten sind sein Verhalten und seine Äußerungen vieldeutig, widersprüchlich, heute so und morgen so, oder gar paradox. Beides sind Möglichkeiten, das Gewicht der eigenen Autorität neutral ins Spiel zu bringen, ohne es einseitig in eine der beiden antagonistischen Waagschalen zu werfen und damit das „Gleichgewicht der Kräfte" einseitig zu beeinflussen.

Ein systemisch arbeitender Psychoanalytiker (falls es das geben sollte ..., aber warum eigentlich nicht?), dürfte sich also weder auf die Seite der Lust noch auf die Seite der Unlust stellen in seinen Interventionen, oder aber sowohl auf die Seite der Lust als auch auf die Seite der Unlust.

Solch ein an den beiden Seiten von Unterscheidungen und den damit verbundenen Konflikten orientiertes Neutralitätsverständnis umfaßt, was für die Familientherapie von Ivan Boszormeny-Nagy (1973) als „Allparteilichkeit" und von der Mailänder Therapeutengruppe um Mara Selvini Palazzoli (1980) als „Neutralität" beschrieben wurde. Beide Konzepte orientieren sich an den Beziehungen zu Personen, nicht an den Inhalten der Kommunikation. Die Allparteilichkeit im Sinne Boszormeny-Nagys fordert, der Therapeut solle jedem Mitglied einer Familie das Gefühl vermitteln, auf seiner Seite zu stehen (sowohl / als auch); es geht also um ein positiv definiertes Ziel, das der Therapeut anzustreben hat. Neutralität im Mailänder Sinn hingegen begnügt sich mit Vermeidung: Der Therapeut soll verhindern, daß am Ende einer Therapiestunde ein Familienmitglied den Eindruck hat, der Therapeut stehe parteilich auf der Seite eines anderen Familienmitglieds (weder / noch).

Das hier vorgeschlagene Konzept der Neutralität umfaßt beide technischen Modelle, da es sehr viel weiter gefaßt ist. Koalitionen und Beziehungen sind nur eine Möglichkeit von Unterscheidungen,

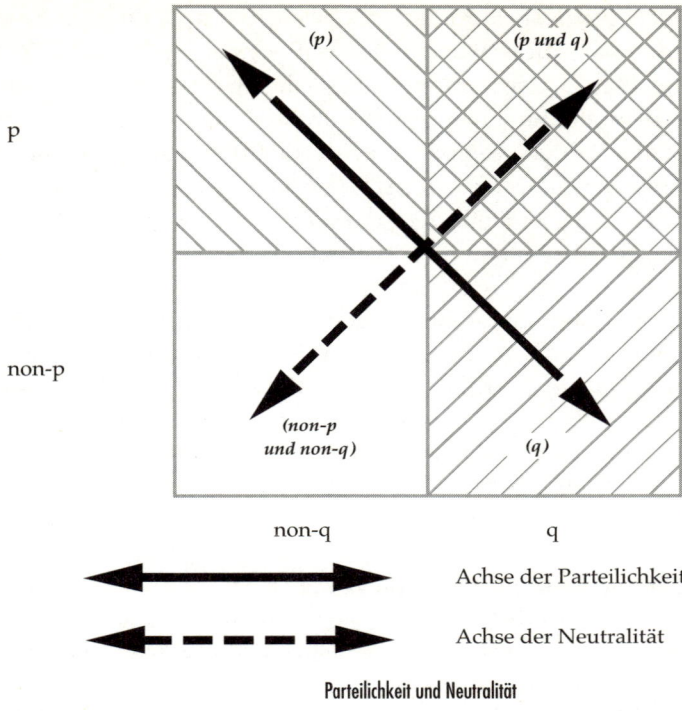

Abb. 24

die zu Konflikten führen können. Inhaltliche Themen, Wirklichkeitskonstruktionen und Bewertungen schaffen aber ebenso Konflikte, denen gegenüber Neutralität ihren Sinn gewinnt, damit der Therapeut nicht de facto zum Entscheider *für* das Klientensystem wird.

Für die therapeutische Pragmatik erscheint eine dem zugrundeliegenden Konfliktbereich entsprechende Diferenzierung mehrerer Formen der Neutralität von Nutzen. Retzer (1994, S. 169 f.) unterscheidet hier zwischen „Beziehungsneutralität", „Problemneutralität" und „Konstruktneutralität". *Beziehungsneutralität* bezieht sich darauf, die Einladung, Koalitionen oder Allianzen mit Mitgliedern des Klientensystems einzugehen, nicht anzunehmen; *Problemneutralität* erfordert vom Therapeuten, sich der positiven oder negativen Bewertung des präsentierten Problems zu enthalten; und *Konstruktneutralität* erfordert, nicht einseitig Sichtweisen und Bedeutungs-

153

gebungen von Konfliktparteien zu bestätigen. Naturgemäß überschneiden sich diese verschiedenen Formen der Neutralität, und ihre Unterscheidung kann nur der groben Orientierung dienen.

Verliert der Therapeut seine Neutralität, wird das therapeutische System die Überlebenseinheit, und die Operationen des Therapeuten bekommen eine kompensatorische oder kontrollierende Funktion.

Um es an dieser Stelle noch einmal zu betonen: Ein kompensatorisches oder kontrollierendes therapeutisches Selbstverständnis ist legitim, und es ist auch durchaus sinnvoll, wenn man von einem Defizit des Klientensystems ausgeht. Allerdings besteht dabei stets die Gefahr einer chronifizierenden Wirkung, weil für das Klientensystem keine Notwendigkeit besteht, die eigenen, inneren Ressourcen zu entwickeln, solange die Verantwortung für die Gewährleistung der entsprechenden Funktionen vom Therapeuten oder einer therapeutischen Institution übernommen werden.

Die Einführung der Außenperspektive

Was über Therapeut-Patienten-Beziehungen allgemein gesagt wurde, gilt auch für die Arbeit mit sozialen Systemen: Der Innen-außen-Unterschied der Beobachterperspektive definiert die Beziehung zwischen Therapeut und Klientensystem. Allerdings ist das Vorzeichen verändert: Während in der traditionellen Heilerbeziehung der Heiler der Wissende ist und der Kranke der Nicht-Wissende, ist in der Beziehung zwischen einer Familie und einem Familientherapeuten die Familie wissend, der Therapeut hingegen unwissend. Dennoch wird auch hier der Unterschied des Wissens therapeutisch nutzbar gemacht.

Wer als Familienmitglied durch sein Tun und Lassen dazu beiträgt, daß sich die Spielregeln seiner Familie von Generation zu Generation tradieren, ist sich oft dieser Spielregeln nicht bewußt. Sie sind implizit wie die grammatischen Regeln einer Sprache, die demjenigen, der seine Muttersprache alltäglich regelgerecht spricht, auch nicht bewußt sein müssen.

Der Therapeut ist derartigen sozialen Spielregeln gegenüber in der Position des außenstehenden Beobachters – wie ein Ethnologe, der einen unbekannten Stamm besucht. Auch wenn dieser Stamm sich in der Anwesenheit eines Fremden anders verhalten mag als allein, so zeigen sich im Kontakt mit dem Beobachter immer noch genügend Spielregeln, welche erlauben, interaktionelle Muster von Stamm zu Stamm zu unterscheiden. Vor allem aber zeigt sich im Kontakt mit dem Fremden, wie die Spielregeln für den Kontakt mit Fremden sind.

Der Unterschied zwischen einem Anthropologen und einem Therapeuten besteht darin, daß der Anthoropologe nicht den Auftrag oder die Absicht hat, das soziale System, das er studiert, zu verändern. Wenn es dennoch geschieht (und es geschieht nur zu oft ...), so ist dies eine nicht-intendierte Nebenwirkung seiner Beobachtungsmethoden. Er stellt möglicherweise Fragen und hinterfragt dadurch stillschweigende, als selbstverständlich vorausgesetzte Prämissen; sie bedürfen auf einmal der Begründung usw. Es wird ein Prozeß der Selbstreflexion eingeleitet, der ohne diesen vermeintlich harmlosen Beobachter nicht stattgefunden hätte.

In ganz ähnlicher Weise kann die Tätigkeit des Therapeuten verstanden werden. Er kommt als Nicht-Wissender in eine Familie, er ist nicht eingeweiht in ihre Geheimnisse, Riten, Glaubenssysteme und ewigen Wahrheiten. Er stellt Fragen und stellt sie damit in Frage. Implizit sagt er dadurch, daß man auch andere Wahrheiten, Glaubenssysteme etc. haben kann, daß all die alltäglichen Selbstverständlichkeiten auch nicht verstanden werden können, daß Gegebenes der Erklärung bedarf. Und er sagt dies als gesellschaftlich durch seine Rolle ausgewiesener Experte, der dadurch einen Vertrauensvorschuß genießt. Er nutzt seine Expertenrolle aber nicht, um zu sagen, wie die familiäre Kommunikation der Norm entsprechend „sein sollte", sondern er streut lediglich die Idee, daß sie auch anders sein könnte.

Wo in einem sozialen System jeder jeden durch sein Verhalten in seinen Vorannahmen bestätigt, hat der Außenstehende als einziger die Möglichkeit zu stören.

Liefert er Beschreibungen der Interaktion aus der Perspektive des neutralen, nicht in Konflikte verwickelten und keine eigenen Interessen verfolgenden Beobachters, so kann dies Zusammenhänge verdeutlichen, die aus der Innenperspektive nicht beobachtbar sind. Dies gilt vor allem für zirkuläre, mehr als nur zwei Personen involvierende Prozesse. Die Schemata unseres Alltagsdenkens mit ihrer Ursache-Wirkungs-Interpunktion verführen dazu, die Komplexität menschlicher Interaktion auch nach solch einem Ursache-Wirkungs-Schema auf Zwei-Personen-Situationen zu reduzieren. Das hochkomplexe Netzwerk der Interaktionen wird dann in Dyaden aufgeteilt, und der einen Person wird die Ursache, der anderen die Wirkung zugeschrieben. Einer wird als Täter, der andere als Opfer definiert.

Wie dies geschieht, ist aus Abbildung 25 zu ersehen. Als Beispiel sei Person 2 betrachtet. Ein großer Teil dessen, was innerhalb des Kommunikationssystems relevant wird, ist prinzipiell nicht beobachtbar (die Bedeutungsgebung durch die Interaktionspartner), und ein anderer Teil, der theoretisch wahrnehmbar wäre, wird durch die Fokussierung der Aufmerksamkeit auf eine Dyade (Person 1 und 2) ausgeblendet. Es findet also eine Selektion der Daten statt, die zur Beschreibung, Erklärung und Bewertung der Geschehnisse verwendet werden. Fügt man noch die zeitliche Sequenzierung hinzu, so ergibt sich relativ klar, daß Person 2 sich selbst als jemanden beschreibt, der auf das Verhalten von Person 1 („Ursache") reagiert („Wirkung"). Sie muß sich dann als „Opfer" sehen, ihren Partner als „Täter". Und soweit sie ihn als eigenverantwortlich und schuldfähig sieht, wird sie ihm Vorwürfe machen, auf die er – falls er diese Beschreibung akzeptiert – dann mit Schuldgefühlen reagiert, falls nicht mit Rechtfertigungen, Gegenvorwürfen usw. Wenn solche dyadischen Interaktionssequenzen sich wiederholen, so besteht eine hohe Wahrscheinlichkeit, daß beide Beteiligten sie durch die internen Strukturen ihrer Partner, durch ihre Persönlichkeit, ihren Charakter etc. erklären.

Die Einführung einer Außenperspektive, welche die Aufmerksamkeit auf die zirkuläre Verknüpfung der Verhaltensweisen A, B, C und D richtet, liefert alternative Beschreibungen und Erklärungen. Wenn die Personen 3 und 4 ins Spiel kommen, entsteht ein Bild, in dem sich Person 2 auch als „Täter" beschreiben kann, der durch sein Verhalten B indirekt, durch das Auslösen der Verhaltensweisen C und D, zur „Ursache" des Verhaltens A wird. Die Komplexität der Verknüpfung von A und B wird erhöht, wenn der Beobachtungsbereich, in dem nach generierenden Mechanismen für A gesucht wird, erweitert wird.

Solange Person 2 sich als Opfer sah, war sie hilflos und ohnmächtig; wenn sie sich als Täter sieht, eröffnen sich alternative Verhaltensoptionen. Sie wird wieder handlungsfähig und kann zum Beispiel die eigenen Verhaltensweisen unterlassen, die zur Herstellung des beklagten Problems beitragen.

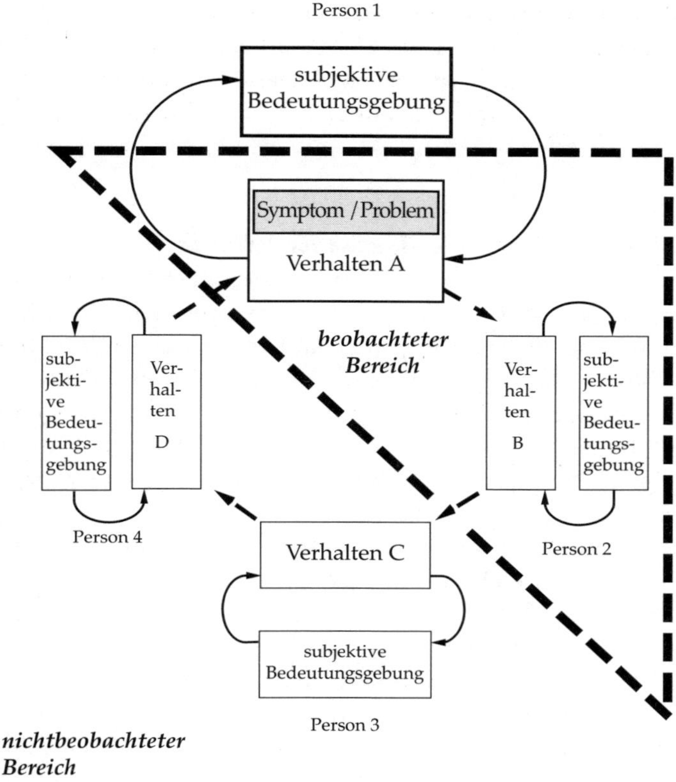

Person 1

subjektive
Bedeutungsgebung

Symptom / Problem

Verhalten A

beobachteter Bereich

| sub-jekti-ve Bedeu-tungs-gebung | Ver-hal-ten D | | Ver-hal-ten B | sub-jekti-ve Bedeu-tungs-gebung |

Person 4

Person 2

Verhalten C

subjektive
Bedeutungsgebung

Person 3

nichtbeobachteter Bereich

Dyadische und systemische Perspektive

Abb. 25

Die Einführung solch einer systemischen Außenperspektive ist das Musterbeispiel einer machtvollen, Veränderung induzierenden Intervention, die dennoch den Bereich der Neutralität nicht verläßt. Wo bislang vergangenheitsorientiert auf die vermeintlichen interaktionellen Ursachen für Verhalten geblickt wurde, wird nun auch auf die Konsequenzen geschaut. Dadurch wird nur allzuoft deutlich, wie das Verhalten eines jeden Individuums innerhalb eines Kommunikationssystems – selbstbezüglich – zu seiner eigenen Ursache wird. Es ist die Einführung des Unterschieds zwischen der *Intention* und der *Funktion* von Verhaltensweisen in einem interaktionellen Netzwerk. Ihre Wirkungen haben nicht immer viel mit den inten-

157

dierten Zielen zu tun, manchmal laufen sie ihnen sogar zuwider und erzielen paradoxe Effekte. Damit konfrontiert, stellt sich allen Beteiligten die Frage, ob sie ihre Verhaltensweisen gegenseitig nach den damit verbundenen Absichten oder den tatsächlichen Wirkungen bewerten.

„Psychische Krankheit" – Die Negation von Bedeutung

Die Einführung der Außenperspektive gewinnt eine besondere Bedeutung im Blick auf die Funktion von Symptomen. Sie entfalten eine interaktionelle Wirkung und sind meist auch interaktionell beeinflußbar. Dennoch genießen sie einen Sonderstatus: Die Idee der Krankheit impliziert, daß Symptome und ihre Auswirkungen keinem der Beteiligten als Handlung oder Resultat von Handlung zugerechnet werden können. Daraus resultiert der geschützte Sonderstatus des körperlich Kranken.

Problematisch wird es, wenn Verhaltensweisen als Symptome identifiziert werden. Da sie als Resultat von Krankheit erklärt werden, fallen sie aus dem alltäglichen, im gegebenen sozialen Kontext angewandten Interpretationsrahmen. Sie verlieren damit die Chance einer eindeutigen kommunikativen Zuweisung von Bedeutung und schaffen damit für jeden, der als „psychisch krank" etikettiert wird, eine Situation, daß all sein Verhalten für seine Kommunikationspartner vieldeutig wird. Niemand kann mehr sicher sein, ob er nun mit einem handelnden Subjekt kommuniziert oder mit einer Krankheit, dem „eigentlichen" Subjekt der Symptomproduktion. Der Symptomträger ist mal eigenverantwortlicher Täter, mal „besinnungsloses" Opfer.

Mit Opfern geht man sozial aber anders um als mit Tätern. Die Interaktionen mit beiden bilden unterschiedliche Kontexte mit unterschiedlichen Spielregeln. Wird jemand als „psychisch krank" – speziell als „psychotisch" – betrachtet, so ist nicht klar, welcher Interpretationskontext und welche Spielregeln in der Interaktion und Kommunikation mit ihm anzuwenden sind. Sein Verhalten wird damit für alle – ihn selbst wie die anderen – entweder vieldeutig oder aber vollkommen bedeutungslos. Im Blick auf die Entscheidung von Konflikten wird es *neutral* (im oben beschriebenen, für das Verhalten des Therapeuten als sinnvoll betrachteten Sinn). Es ist niemals zweifelsfrei einer Seite der Unterscheidung zuzurechnen und es kann stets als aktive oder passive Negation einer parteilichen Bedeutungszuschreibung erklärt werden.

Was Symptomverhalten und das hier vorgeschlagene Verhalten des Therapeuten miteinander verbindet, ist die Vermeidung der Übernahme von Verantwortung innnerhalb von Konflikten des Klientensystems. Der Unterschied ist, daß der Symptomträger eigentlich – gemäß gesellschaftlicher Erwartungen – diese Verantwortung für sich und seine soziale Lebenswelt übernehmen sollte. Ein zweiter Unterschied besteht darin, daß das neutrale Verhalten des Therapeuten niemals den Rahmen verstehbarer Kommunikation verläßt. Die Uneindeutigkeit und Nicht-Festlegung, das Signalisieren des Sowohl-Als-auch oder Weder-noch erfolgt stets durch ein handelndes Subjekt, das sich entscheidet, sich nicht zu entscheiden, und dafür seine guten Gründe hat. Nur so kann die Neutralität des Therapeuten ihre konstruktiv störende, zur Reflexion anregende Wirkung entfalten. Eine Wirkung, die dem Symptomverhalten meist verwehrt bleibt.

Aus diesem Unterschied ergibt sich eine therapeutische Strategie für den Umgang mit den Symptomen „psychischer Krankheiten". Nachdem ihnen die Bedeutung innerhalb der Kommunikation abgesprochen worden war, muß sie ihnen wieder zugesprochen werden.[6] Der Therapeut wird zum Sinnstifter, der deutlich macht, daß die Bedeutung des Symptomverhaltens darin liegt, Bedeutung zu vermeiden.

Auch dies ist die Einführung einer Außenperspektive. Wird das Symptomverhalten in diesem Sinne verstanden, wird der Patient wieder zum handelnden, schuldfähigen Subjekt, das seine guten Gründe dafür hat, sich nicht parteilich innerhalb eines Konfliktes zu entscheiden (um beispielsweise Schuld und Verantwortung zu vermeiden). Das jedoch ist nicht krank, sondern verstehbar und möglicherweise das Beste, was er tun kann.

---

6 Arnold Retzer (1994, S. 198 ff.) spricht in diesem Zusammenhang von der „Exkommunikation" des Psychotikers, die in der Behandlung wieder aufgehoben werden muß.

10. Therapeutische Strategien

Die Organisation von Konflikten

Es gibt keine zwei Individuen, welche exakt dieselben Wirklichkeitskonstruktionen haben, und ebensowenig gibt es zwei Familien, in denen dieselben Interaktions- und Kommunikationsmuster zu finden sind. Dennoch ist es dem Therapeuten als außenstehendem Beobachter möglich, Gemeinsamkeiten und Unterschiede in diesen Bereichen zu beschreiben, die überindividuell zu finden und relevant für die Wahl der therapeutischen Stragien sind. Dabei leiten zwangsläufig die theoretischen Vorannahmen des Therapeuten die Fokussierung seiner Aufmerksamkeit.

In einem systemtheoretischen – das heißt formalen – Modell erscheint die Logik von Wirklichkeitskonstruktionen und Interaktionsmustern wichtiger als ihr Inhalt. Da bei der Symptombildung und -erhaltung Konflikte eine besondere Rolle spielen, stehen nicht so sehr die Inhalte von Konflikten im Mittelpunkt des therapeutischen Interesses, sondern die Organisation von Wirklichkeitskonstruktionen und Interaktionsmustern, die sich um sie herum entwickeln. Es stellen sich folgende Fragen: Durch welche Strukturierung der Beobachtung (Unterscheidung und Bezeichnung) entstehen auf psychischer und sozialer Ebene Konflikte? Wie organisieren sich die Kommunikationen um solche Konflikte? Und welche Kommunikationsmuster sind mehr mit welchem Typ von Symptombildung verbunden?

Mit solch einer idealtypischen Darstellung ist wiederum nicht der Anspruch verbunden, irgendwelche positiven Aussagen darüber zu machen, welche Organisationsformen „gesund", „reif" oder „normal" sind, sondern lediglich negativ zu definieren, welche Organisationsformen nicht so sehr bekömmlich bzw. mit einem Risiko, spezifische Symptome oder Symptomtypen zu produzieren, verbunden sind.

In diesem Sinne sind denn auch die abgeleiteten und hier in ihrer Logik skizzierten therapeutischen Strategien zu verstehen.

Beginnen wir bei dem nun schon mehrfach verwendeten Schema zur Beschreibung von Konflikten und antagonistischen systemischen Tendenzen. Die Logik von Unterscheidungen, bei denen es auf beiden Seiten der Unterscheidung einen markierten Zustand gibt, eröffnet insgesamt vier Möglichkeiten, sich zu positionieren. Nehmen wir als Beispiel die Psychodynamik eines Individuums, das mit zwei sich logisch ausschließenden Wünschen (p wie Pro, q wie Contra) konfrontiert ist und sich für irgendeine Handlung entscheiden muß.

	Entweder ... *Akte p*	Sowohl ... als auch ... *Akte p und q*
p		
non-p	Weder ... noch ... *Unterlassungen non-p und non-q*	Oder ... *Akte q*
	non-q	q

Konfliktfeld, Handlungslogik

Abb. 26

Das betreffende Individuum kann sich, um mit der einfachsten, aber offensichtlich schweren Möglichkeit zu beginnen, sich für eine der beiden Seiten entscheiden (*entweder* für *p, oder* aber für *q*). Wenn diese Entscheidung das Ergebnis eines Prozesses des Abwägens ist, bei dem die eine Seite der Unterscheidung höher bewertet wurde, so liegt kein Konflikt mehr vor. Deshalb ist dieses scheinbar so einfache Beispiel in Wirklichkeit gar kein Beispiel für die Organisation von

Konflikten, da der Konflikt gelöst ist. Falls sich keine Priorität für eine Seite ergibt, kann das Individuum nur handlungsfähig werden, wenn eine der beiden konfligierenden Seiten künstlich abgewertet wird. Dazu eigenen sich all die Mechanismen, die von der Psychoanalyse als „Abwehrmechanismen" beschrieben worden sind (Simon 1994). Wenn q beispielsweise verleugnet wird oder per projektiver Identifikation jemand anderem zugeschrieben wird, so ist es in beiden Fällen aktiv negiert und aus der Selbstbeschreibung ausgegrenzt. Was bleibt, ist die konfliktfreie Entscheidung für p.

In der ersten neutralen Position (*weder p, noch q*) wird die Entscheidung vermieden. Alle Handlungen, deren Bedeutung der einen oder anderen Seite der Unterscheidung zugewiesen werden könnten, werden vermieden. Hier gewinnen Minussymptome eine den Konflikt offenhaltende Funktion.

Die zweite neutrale Position (*sowohl p, als auch q*) wird dadurch innerhalb einer Konfliktdynamik bedeutsam, da sie die Unterscheidung zwischen p und q aufhebt. Sie widerspricht dem Satz vom ausgeschlossenen Widerspruch: Beiden Seiten der Unterscheidung werden sich ausschließende Merkmale der Unterscheidung zugewiesen. Wo es aber die Regeln der zweiwertigen Logik mit ihren klaren Grenzziehungen nicht mehr gibt, gibt es auch keinen Konflikt.

Diese letzte Möglichkeit macht deutlich, daß Konflikte der hier untersuchten Art ganz generell daran gebunden sind, daß die Regeln der zweiwertigen Entweder-oder-Logik die Voraussetzung für die Entwicklung von Konflikten ist. *Nur wo eine zweiwertige Logik angewandt wird, gibt es Konflikte.*

Beschreibt man sein eigenes oder fremdes Verhalten gemäß solch einer Entweder-oder-Logik, ergibt sich eine weitere Möglichkeit, Konflikte zu organisieren: durch die Einführung der Dimension Zeit. Als Individuum kann man „hin- und hergerissen" sein zwischen den beiden Polen seiner Ambivalenz, oder man kann in seinem Verhalten von einem Moment zum anderen höchst widersprüchliche Handlungen vollziehen. Dieses Muster soll als *Oszillation* zwischen den beiden Seiten der Unterscheidung bezeichnet werden. Dabei stellt die Frequenz der Oszillation einen weiteren Unterscheidungsfaktor dar. Vollzieht sich der Wechsel zwischen den beiden Seiten der Ambivalenz innerhalb von Sekunden, Monaten oder Jahrzehnten usw., zeigt die Oszillation also eine hohe oder eine niedrige Frequenz (vgl. Simon 1993, S. 261 ff.)?

Die Optionen der Organisation von Konflikten erweitern sich beträchtlich, wenn interpersonelle Muster betrachtet werden. Sie ermöglichen es, innerhalb eines sozialen Systems die Funktion für die Durchsetzung antagonistischer Tendenzen verschiedenen Protagonisten zuzuweisen. Durch solch eine Form der Arbeitsteilung können zwei miteinander im Konflikt liegende und sich logisch ausschließende Tendenzen auf zwei in sich konsistente und widerspruchsfreie Rollen aufgeteilt werden. Wenn innerhalb einer Zweierbeziehung beispielsweise eine Person Trennungs- und Distanzwünsche artikuliert und sich so verhält, daß eine zeitweise räumliche und/oder emotionale Trennung die Folge ist, so bildet dieses Verhalten den Kontext des Verhaltens des Interaktionspartners. Verhält der sich dann so, daß dadurch eine zeitweise räumliche und/oder emotionale Nähe entsteht, so werden die beiden antagonistischen Tendenzen Nähe und Distanz innerhalb des Systems balanciert. Selbst wenn auf der individuellen Ebene beide ambivalent gegenüber Nähe und Distanz sein sollten, können die beiden Rollenträger sich jeweils ambivalenzfrei und konsistent in ihrem Erleben und Handeln zeigen. Dies ist das Resultat einer Kooperation zwischen beiden, einer „Kollusion" (Willi 1975), bei der jeder durch sein Verhalten den Kontext für das Verhalten des anderen bestimmt und gegensteuernd Bezug darauf nimmt.

Versucht man die verschiedenen möglichen interpersonellen Organisationsformen von Konflikten zu katalogisieren, so gelangt man zu einer begrenzten Zahl von Mustern. Das erste Muster wurde bereits dargestellt:

1. Es gibt eine klare Arbeitsteilung; die gegenläufigen balancierenden Rollen sind in sich konsistent, das heißt, sie zeigen sich jeweils widerspruchsfrei als Anwalt einer der beiden Seiten der Unterscheidung. Die Rollen werden dabei über längere Zeit stets von denselben Personen oder Personengruppen (Koalitionen, Allianzen) ausgefüllt, die parteilich und ambivalenzfrei erscheinen. Das Maß des Konsens innerhalb der Kommunikation zwischen den Parteien ist gering. Für dieses Muster ist an anderer Stelle (Simon et al. 1989) der Begriff „synchrone Dissoziation" geprägt worden.

2. Dieses Muster unterscheidet sich nur dadurch vom vorigen, daß es keine verbindliche Festlegung gibt, welche Person oder Personengruppe welche Rolle ausübt. Es gibt ebenfalls nur ein geringes Maß an Konsens. Die beteiligten Personen wechseln aber

häufig die Parteien (je nachdem, welche Seite des Konfliktes aus ihrer Sicht gerade das Übergewicht hat). Von außen betrachtet erscheinen die einzelnen Personen hochgradig ambivalent, es gibt keine festen Koalitionen oder Allianzen. Jeder einzelne scheint zu oszillieren, das Gleichgewicht der „Kräfte" innerhalb des Kommunikationssystems ist jedoch stabil. Auch hier läßt sich von einer Form synchroner Dissoziation sprechen.

3. Wie individuell, so kann auch sozial die eine Seite des Konfliktes verleugnet werden, d. h. aus der Wahrnehmung und Kommunikation ausgeblendet werden. Alles Verhalten der Teilnehmer an der Interaktion scheint ambivalenzfrei nur auf die eine Seite der Unterscheidung hin gerichtet (z. B. „Nähe"). Niemand übernimmt die gegensteuernde Rolle, der Konsens erscheint allumfassend.

4. Wie im vorigen Muster wird die eine Seite des Konfliktes ausgeblendet; es kommt aber nach einer gewissen Zeit zu einem Umschlag ins Gegenteil. Während im zweiten Muster jeder Teilnehmer für sich zu oszillieren scheint, handelt es sich hier um ein mehr oder weniger koordiniertes Oszillieren (auch wenn nicht alle Kommunikationspartner einbezogen sein müssen). Die Rollen und ihre inhaltliche Orientierung bzw. die Zielrichtung des Verhaltens verkehren sich häufig ins Gegenteil. Hier kann von diachroner Dissoziation gesprochen werden.

Weitere Differenzierungen ergeben sich – wie individuell – aus der Geschwindigkeit eventueller Oszillationen. Auch wenn bislang aus klinischer Sicht die hier dargestellten Muster von besonderer Relevanz erscheinen, muß angefügt werden, daß es noch weitere, von der Zahl der beteiligten Akteure abhängige unterschiedliche Koordinationsformen mehrerer interagierender oszillierender Systeme (Oszillatoren) gibt. In einem Prozeß der Selbstorganisation entwickeln sie unterschiedliche Muster zwischen Gleichschaltung, sequentieller Ordnung und Gegentakt.[1] (Eine Untersuchung ihrer klinischen Bedeutung wäre sicher lohnend.)

---

1 Bei drei zirkulär gekoppelten Oszillatoren gibt es zum Beispiel vier wesentlich verschiedene Muster: „Alle drei Oszillatoren des Rings können synchron schwingen; aufeinander folgende Oszillatoren des Rings können eine Phasendifferenz von einem Drittel haben; zwei Oszillatoren können miteinander synchron und der dritte asynchron dazu sein (aber mit derselben Periode); und schießlich können sich zwei Oszillatoren im Gegentakt bewegen, während der dritte mit der doppelten Frequenz oszilliert" (Strogatz u. Stewart 1994, S. 79).

Mit den vier genannten Mustern ist ein individuelles Verhalten, das der neutralen Weder-noch-Position entspricht, kompatibel. Es gerät mit keiner der Spielregeln in Konflikt. Wenn ein Therapeut mit einem dieser Kommunikationsmuster konfrontiert wird, steht er vor dem Problem, einerseits Anschlußfähigkeit zeigen zu müssen, das heißt, er muß sich den logischen Mustern so weit anpassen, daß Kommunikation möglich wird, und andererseits soviel Abweichung praktizieren, daß diese Muster nicht nur nicht bestätigt, sondern gestört werden.

Welche Strategien sich dazu anbieten, soll in den nächsten Abschnitten am Beispiel der Therapie von Familien mit einem „psychosomatisch", „manisch-depressiv" oder „schizophren" erkrankten Familienmitglied dargestellt werden. Bei ihnen lassen sich spezifische Muster der familiären Kultur beschreiben. Ziel der Therapie ist, diese Muster so zu stören, daß andere Formen der Konfliktorganisation möglich werden, die nicht mit der Bildung von Symptomen verbunden sind. Dabei stehen die *Inhalte* der familiären Konflikte nicht so sehr im Mittelpunkt des Interesses, sondern die spezifische *Form* ihrer Organisation und die darauf bezogene spezifische Logik der Interventionen.

Interventionen bei psychosomatischen[2] Mustern

Was die drei hier beispielhaft betrachteten Muster verbindet, ist die Prämisse, daß die Welt der zweiwertigen Logik entsprechend dem Alles-oder-nichts- bzw. Entweder-oder-Muster funktioniert. Dies ist der formale Hintergrund aller inhaltlichen Konflikte.

Was sie jedoch unterscheidet, sind die typischen Kommunikationsmuster, die sich um Konflikte herum bilden. Als zentraler Konflikt eines jeden sozialen Systems – und klinischer Erfahrung nach auch der Symptombildung – soll hier der Konflikt zwischen Autonomie und Abhängigkeit, zwischen Abgrenzung und Bindung, zwischen Individuation und Bezogenheit betrachtet werden. Es gibt

---

2 Man kann sich fragen, ob nicht statt der Bezeichnung „psychosomatisch" die Benennung „soziosomatisch" angemessener wäre. Bereits John Weakland (1977) vertrat die Ansicht, es sei besser, von „Familiensomatik" statt von „Psychosomatik" zu sprechen. Ich behalte den Begriff um der Anschlußfähigkeit willen bei, da dieselben Phänomene (Symptombildungen), die traditionellerweise als „psychosomatisch" bezeichnet werden, beschrieben werden sollen.

sicher noch eine Menge anderer Begriffspaare, mit deren Hilfe sich dieser Konflikt beschreiben ließe. Sie stehen im eigentlichen Sinne nicht für einen inhaltlichen, sondern für einen formalen Konflikt: Es geht um die Frage, wo die Grenze zwischen dem Individuum, dem „ganzen Menschen", und dem sozialen System als Ganzheit gezogen wird und wessen Ziele und Motive – die des Individuums oder die des sozialen Systems – höher zu bewerten und handlungsbestimmend sind. Sollte der einzelne sich selbst als Überlebenseinheit beschreiben oder das soziale System? Im ersten Fall ist das soziale System für ihn eine Umwelt (unter vielen), im zweiten Fall ist er Komponente eines übergeordneten Systems, dessen Ziele wichtiger sind als seine individuellen Ziele; dann sollten sie das Handeln des Individuums leiten.

Um die Frage, was als Überlebenseinheit definiert wird – ein menschliches Individuum oder ein soziales System (z. B. eine Familie) – entwickeln sich nicht nur jeweils spezifische psychodynamische, sondern auch kulturelle Muster, die mit unterschiedlichen Symptombildungen verbunden sind. Auch ist die Schwerpunktsetzung, unter der diese Frage ausgehandelt wird, von Familie zu Familie und von Muster zu Muster inhaltlich verschieden. Man kann – etwas simplifizierend – davon sprechen, daß es mit jedem dieser Muster verbunden einen zentralen inhaltlichen Konflikt gibt. In ihm Stellung zu beziehen bedroht jeweils auch in unterschiedlicher Weise die Neutralität des Therapeuten.

Im sogenannten „psychosomatischen Muster" besteht dieser zentrale Konflikt zwischen dem Wunsch (oder der Angst), sich zu trennen, und dem Wunsch (oder der Angst) zusammenzubleiben (siehe Abb. 27).

Das organisatorische Muster, durch das dieser Konflikt „bewältigt" wird, zeichnet sich dadurch aus, daß im Zweifel *alle* Konflikte vermieden werden. Handlungen und Kommunikationen, die den Zusammenhalt des sozialen Systems gefährden oder so gesehen werden, als könnten sie ihn gefährden, sind offiziell oder inoffiziell verboten bzw. verleugnet. Das hat weitreichende Folgen für den Umgang mit Konflikten und Ambivalenzen im allgemeinen: Es darf jeweils nur die Seite der Unterscheidung in die Kommunikation treten, die sozial positiv bewertet wird (vgl. oben das Muster Nr. 3 der Konfliktorganisation).

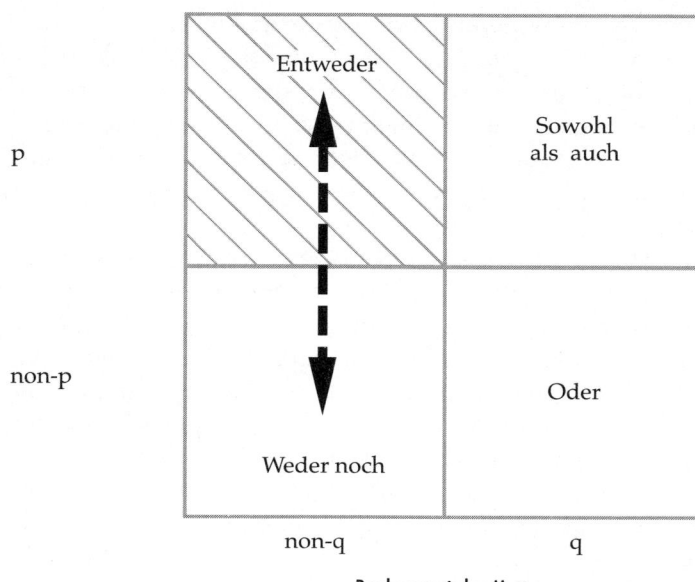

p

non-p

Entweder

Sowohl
als auch

Oder

Weder noch

non-q   q

Psychosomatisches Muster

Abb. 27

Der Spielraum, sich innerhalb des Konfliktfeldes zu bewegen, ist dadurch auf zwei Möglichkeiten begrenzt: Jedes Mitglied aus einer Familie, in der das psychosomatische Muster die Interaktion und Kommunikation bestimmt, hat nur noch zwei Optionen, sich im Konfliktfall zu positionieren: Entweder es bezieht parteilich Stellung für die Seite der Unterscheidung, die kommunikativ als „richtig" validiert ist, oder aber es negiert sie lediglich passiv, das heißt, es macht aus seinem Herzen eine Mördergrube und vermeidet jede Stellungnahme für oder gegen ...

Da es in solch einem kommunikativen Muster relativ wenig Raum für Dissens gibt, entsteht das Bild einer unteilbaren Wahrheit, eine „harte Wirklichkeitskonstruktion", in der es „wahre" und „falsche" Sätze gibt und nichts dazwischen. Die sozialen Spielregeln werden rigide, sie können innerhalb des Systems nicht hinterfragt werden. Im Zweifel hat jeder mehr an den anderen oder die Gemeinschaft zu denken als an sich selbst.

Durch eine meist körperliche Symptombildung wird dieses Muster noch verstärkt, da nunmehr der Kranke, über jeden Zweifel

167

erhaben, im Mittelpunkt der allgemeinen Aufmerksamkeit zu stehen hat. Wer aber krank ist, bekommt Zuwendung, Nähe und – was noch wichtiger ist – die Erlaubnis zur Abgrenzung, wann immer er es will. So bietet Krankheit einen Weg, die beiden Seiten der Ambivalenz zu leben, allerdings um den Preis der Chronifizierung der Symptome, da die Spielregeln der Familie nicht in Frage gestellt werden.[3]

Als Therapeut, der mit solch einem Muster konfrontiert wird, spürt man den Impuls, kompensatorische Funktionen zu übernehmen und korrigierend zu intervenieren, d. h. eine Position zu vertreten, die der anderen, verleugneten Seite des Konfliktes, der Oder-Seite entspricht. Dies ist immer wieder zu beobachten, wenn enthusiastische junge Therapeuten in der Arbeit mit psychosomatischen Patienten, denen noch nicht die Phantasie oder Überlegung, sich von ihrem Partner oder ihrer Familie zu trennen, gekommen ist, versuchen, „emanzipatorisch" zu arbeiten, und nach den „unbewußten" Autonomiewünschen suchen oder die Vorzüge der Selbständigkeit und Unabhängigkeit betonen.

Die Einladung an den Therapeuten durch ein soziales System oder auch einen einzelnen besteht im allgemeinen darin, eine *substituierende Funktion* zu übernehmen. In einer psychoanalytischen Terminologie könnte hier von einer spezifischen Übertragungs-Gegenübertragungs-Dynamik gesprochen werden, die dazu führt, daß der Therapeut die genannten, dem Patienten oder seiner Familie fehlenden Funktionen agierend übernimmt und mit ihm/ihnen gemeinsam ein charakteristisches Beziehungsmuster schafft.

Ein solches Vorgehen ist nicht neutral gegenüber den beiden Seiten des Konfliktes, und es gefährdet die Anschlußfähigkeit des Therapeuten, da es einen Wert vertritt, der ganz offen den individuellen und sozialen Werten des Klientensystems zuwiderläuft. Resultat ist fast zwangsläufig das als „Widerstand" bezeichnete Phänomen: Der Patient oder einer seiner Angehörigen entwertet den Therapeuten, so daß er durch seine Interventionen nicht mehr störend wirken kann. Im besten Fall chronifiziert ein therapeutisches System mit einer klaren Rollenteilung, in welchem der Therapeut die trennende Seite des Konflikts artikuliert. Der Patient kann dann in zwei

3 Für eine ausführliche und differenziertere Darstellung siehe Simon 1993, S. 375–397.

Subsystemen – seiner Familie einerseits, der Beziehung zum Therapeuten andererseits – die beiden Seiten seiner Ambivalenz leben: eine stabile Situation, die keiner Veränderung bedarf.

Das Dilemma des Therapeuten besteht darin, daß er stets Gefahr läuft, entweder das Muster der Familie zu bestätigen oder aber kommunikativ nicht anschlußfähig zu sein. Aus systemischer Sicht eröffnet sich jedoch eine neutrale, dritte Strategie jenseits von Bestätigung *oder* Störung (siehe Abb. 28).

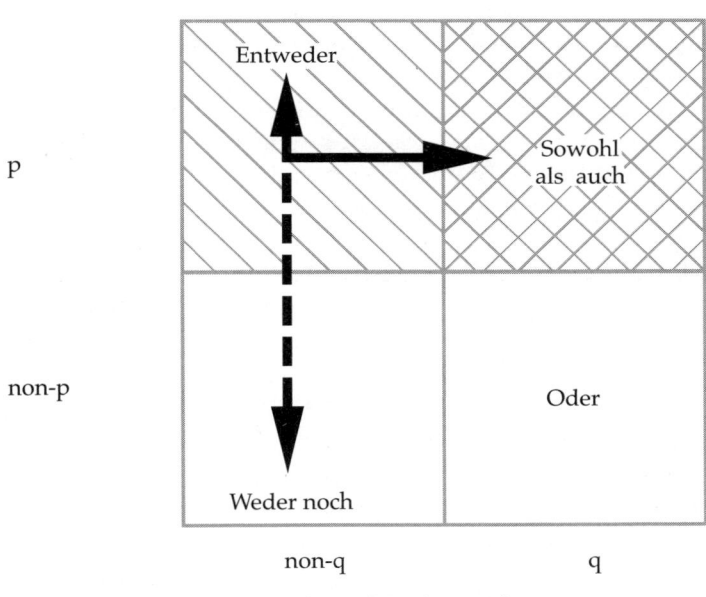

Therapie des psychosomatischen Musters:
Einführung des Sowohl-Als-auch

Abb. 28

Solange der Therapeut in der Weder-noch-Position bleibt, bewegt er sich innerhalb des Rahmens der familiären Spielregeln. Wenn er die Sowohl-Als-auch-Position einnimmt, führt er Vieldeutigkeit und Ambivalenz in das Klientensystem ein. Er stellt die Sinnhaftigkeit der bislang favorisierten Verhaltensweise als Überlebensstrategie nicht in Frage, bringt aber ihre Kehrseite ins Wahrnehmungsfeld und in die Kommunikation: den jeweils zu zahlenden Preis.

169

Durch derartige Interventionen, die Uneindeutigkeit und Ambivalenz signalisieren, wird die Prämisse des Entweder-oder-Musters in Frage gestellt. Die zuvor harte Realität wird aufgeweicht, indem *Unentscheidbarkeit* eingeführt wird. Die Folge ist, daß implizit legitimiert wird, widersprüchliche Gefühle zu haben, sich nicht entscheiden zu können oder zu wollen, nicht zu wissen, was „wahr" oder „unwahr", „richtig" oder „falsch", „gut" oder „böse" ist ...

Auf eine Formel gebracht: Im Umgang mit sozialen Systemen, in denen ein pychosomatisches Muster die Interaktion und Kommunikation bestimmt, empfiehlt es sich für den Therapeuten oder Berater, eine ambivalente Sowohl-Als-auch-Position gegenüber den von ihm vermuteten Konflikten einzunehmen. „Vermutet" deshalb, weil sie ja meist nicht offen in die Kommunikation einfließen. Von zentraler Bedeutung sind hier alle Fragen, in denen es um Trennung und Abgrenzung, um Individuation gegenüber den anderen geht.

Interventionen bei manisch-depressiven Mustern

All das, was über das psychosomatische Muster gesagt wurde, kann auch über das manisch-depressive Muster gesagt werden, da beide zeitweise große Ähnlichkeiten aufweisen.

In den Zeiten der Symptomfreiheit wie auch der depressiven Symptombildung entspricht das manisch-depressive Muster phänomenologisch weitgehend dem psychosomatischen. Der Verhaltensspielraum der Familienmitglieder erstreckt sich auf den von starken Konflikten freien Raum (p bzw. *weder p, noch q*), in dem Zusammenhalt oberster Wert ist. In den Phasen manischen Verhaltens jedoch erfolgt ein Umschwung ins Gegenteil, das heißt, die bislang aus der Interaktion und Kommunikation ausgeschlossene Seite der Unterscheidung (q) wird gelebt. Auch hier geht es um die Frage nach der jeweils kleinsten Überlebenseinheit, nach der Notwendigkeit und Möglichkeit von Trennung und Zusammenbleiben. Allerdings scheint aus der Perspektive des außenstehenden Beobachters ein anderer inhaltlicher Konflikt zentral die Interaktion zu organisieren: der Konflikt zwischen Selbst- und Fremdkontrolle. Die Frage, auf welche sich die Beobachtung in diesem Muster fokussiert, lautet: Ist das einzelne Familienmitglied in der Lage, sich und sein Verhalten selbst zu kontrollieren oder nicht? Selbstbeschränkung, Hemmung, Suppression und Unterordnung unter die Regeln des

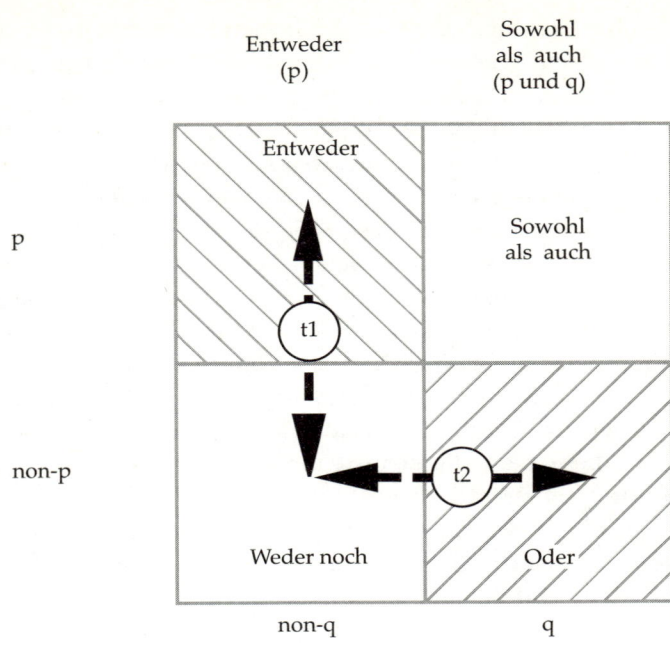

Manisch-depressives Muster

Abb. 29

sozialen Systems werden deshalb paradoxerweie als Zeichen der Autonomie gewertet. Hier zeigt sich auf der Ebene des sozialen Systems die Ähnlichkeit mit dem psychosomatischen Muster in seiner, auf überwiegend negativem Feedback basierenden, Abweichung verhindernden Regelungsstruktur. Inhaltlich besteht, was die Frage des „Kontrollverlustes" angeht, Ähnlichkeit zu Mustern, in denen es zur Entwicklung von Verhaltensmustern kommt, die als Sucht bezeichnet werden (siehe Abb. 29).

Im Verhalten des Symptomträgers kommt es zu einer Oszillation zwischen zwei scheinbar in sich jeweils konfliktfreien und konsistenten Modalitäten: Er ist entweder überkontrolliert oder unterkontrolliert. Gemeinsame Prämissen sind das Bild einer harten Realität und eine zweiwertige Entweder-oder-Logik. Während der Patient „normalerweise" nur seine Bindungswünsche artikuliert, zeigt er nunmehr seine Trennungswünsche. Seine Interaktionspartner folgen in dieser Oszillation nur bedingt, da diese Seite des Konfliktes,

171

die jetzt vom Patienten gelebt wird, für sie nicht akzeptabel ist. Da er diese Seite aber in einer „unverantwortlichen" Weise in Handlungen umsetzt, ergibt sich die Frage, ob er nicht die Selbstkontrolle verloren hat. Die Einladung an die Interaktionspartner ist, ihm seine Autonomie abzusprechen, ihn als „krank" zu identifizieren und ihn in seiner Handlungsfreiheit einzuschränken. De facto wird der Zusammenhalt durch die „Krankheit" gestärkt – ein klassisches Beispiel für einen paradoxen Effekt individuellen Verhaltens. Im „Normalfall" wird die zentripetale Seite gelebt, alles Trennende bleibt aus der Kommunikation ausgeschlossen. Geht nun der Patient in der manischen Phase auf die andere Seite der Unterscheidung und betont seine Trennungswünsche, so fühlen sich seine Angehörigen persönlich und gemeinschaftlich bedroht, da er gegen die Prämisse verstößt, daß die Familie die kleinste denkbare Überlebenseinheit ist, und er durch seine irrationalen Aktionen deren Richtigkeit demonstriert. Es findet sich also im allgemeinen jemand innerhalb der Familie, der versucht, die verlorene Kontrolle zu übernehmen. Es kommt zu einer Rollenaufteilung, in der die beiden Seiten des Konfliktes zeitweise von verschiedenen Personen repräsentiert werden. Diese Phasen des Dissens lösen sich mit Phasen des Konsens ab, in der die Rollenaufteilung aufgegeben oder zumindest in ihrer Striktheit reduziert werden kann, wenn der Patient zu seinem normalen oder zu depressivem Verhalten zurückkehrt (*weder p, noch q* bzw. *p*).

Auf der abstrakten Ebene gibt es Gemeinsamkeiten mit dem psychosomatischen Muster: die harte Wirklichkeitskonstruktion und das Entweder-oder-Muster des Denkens. Sie bilden die über alle Oszillationen hin konstante logische Struktur des Systems. Der Unterschied besteht (vor allem für den Symptomträger) darin, daß die andere Seite der Ambivalenz zumindest zeitweise gelebt werden kann (zum Beispiel die Trennungswünsche); es gibt für ihn eine Art Ausnahmezustand, der eine für die körperliche Symptombildung protektive Wirkung zu haben scheint (wenn man einmal die klinische Erfahrung akzeptiert, daß derartige Interaktions- und Kommunikationsmuster zur Entstehung und Aufrechterhaltung der spezifischen Symptombildungen beizutragen scheinen).[4]

---

4 Für eine detaillierte Beschreibung siehe Simon 1993, S. 415–431.

Die Gemeinsamkeit zum psychosomatischen Muster bestimmt denn auch die Interventionsstrategie bzw. die Risiken der Chronifizierung. Da ebenfalls nur jeweils die eine Seite des Konfliktes gelebt wird, spürt der Therapeut sehr deutlich den Impuls, sich auf die andere Seite zu begeben und Verantwortung für ihre Realisierung zu übernehmen. Wenn die depressiv-psychosomatische Seite gelebt wird, die eher von der Unterdrückung und „Überkontrolle" individueller Impulse bestimmt ist, dann neigt er dazu, seine eigene Lebendigkeit als Gegengewicht einzusetzen. Er versucht dem Klientensystem irgendwie Vitalität zu injizieren, die unterdrückten Anteile zum Leben zu erwecken und aufmunternd und aktivierend zu wirken. Wird die manische, „unterkontrollierte" Seite gelebt, so übernimmt der Therapeut sehr schnell Verantwortung für die Kontrolle überschießender Aktivität und Lebendigkeit. Er versucht zu dämpfen und zu hemmen. Doch in beiden Fällen erzielt er dadurch einen eher chronifizierenden Effekt, da er eine Funktion in der Steuerung des Klientensystems übernimmt, die dadurch von niemand anderem mehr übernommen werden muß (weder dem Patienten noch den Angehörigen). Vor allem aber bestätigt er die Entweder-oder-Prämissen, welche die Regeln des Systems bestimmen.

Es gibt in der Arbeit mit solchen Systemen also zwei gegensätzliche, sich zeitlich (diachron) abwechselnde Einladungen an den Therapeuten: entweder eine *substituierende* Funktion zu übernehmen (wie beim psychosomatischen Muster) oder aber eine *suppressive* Funktion zu übernehmen. Hier besteht Gefahr für die Neutralität des Therapeuten, wenn er die Wirklichkeitskonstruktion einer Partei teilt und entsprechend handelt. De facto wird er so zum Koalitionspartner entweder der jeweils gerade Aktivität oder Passivität fördernden oder kontrollierenden Partei.

Die alternative systemische Interventionsstrategie ist der beim psychosomatischen Muster ähnlich. Es wird sowohl eine substituierende als auch eine suppressive Funktion für Patient oder Familie übernommen und die Idee der Unentscheidbarkeit und Unentschiedenheit eingeführt: des dritten Weges zwischen Entweder und Oder. Der Therapeut besetzt die Sowohl-Als-auch-Position und versucht aus dem diachronen Muster ein synchrones zu machen. Er verhält sich Konstrukt-neutral, d. h. vieldeutig und unentschieden, und spielt die Rolle des Anwaltes der Ambivalenz. Er fokussiert seine Aufmerksamkeit auf längerfristige, zukunftsgerichtete Kosten-Nut-

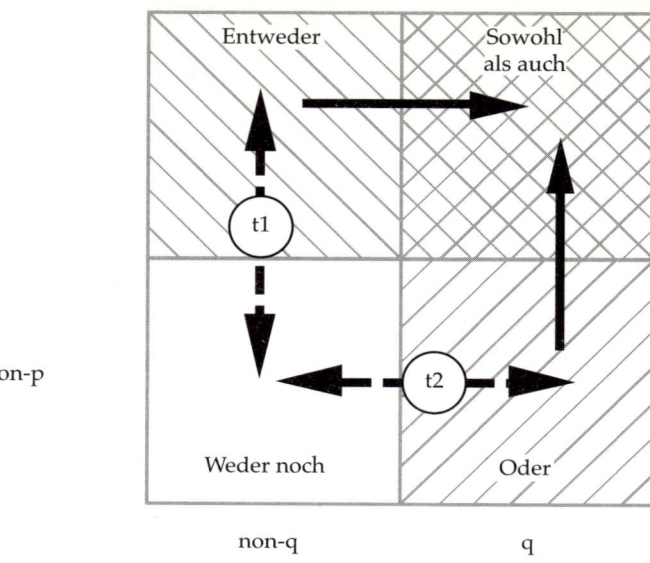

Abb. 30

Therapie des Manisch-depressiven Musters

zen-Relationen und hält sich nicht an Schwarzweißschemata. Pragmatisch ist solch eine Strategie am besten durchzuführen, wenn zwei Therapeuten zusammenarbeiten. Sie können dann ein „Splitting" vornehmen, bei dem jeder der beiden Therapeuten eine der beiden Seiten der Ambivalenz (*p und q*) vertritt, wodurch innerhalb des Therapeutenteams die Sowohl-Als-auch-Position realisiert wird. Das Team insgesamt ist neutral, auch bzw. gerade wenn beide Teammitglieder sich *synchron* unterschiedlich parteilich zeigen. Wenn beide signalisieren, daß sie gegenseitig ihre unterschiedlichen Sichtweisen als begründet und legitim erachten und sie keine Beeinträchtigung für ihre Kooperationsbeziehung darstellen, wird die Idee, Konsens sei eine Voraussetzung für das Überleben einer Beziehung, in Frage gestellt. Außerdem wird die Prämisse der einen, „richtigen" Lebensstrategie und die Härte der einen, unteilbaren Realität aufgeweicht. Die Glaubenssätze, die das System in seiner Stabilität erhalten und angesichts eines Ambivalenzkonfliktes zum Oszillieren bringen, werden implizit gestört, ohne daß sie explizit angegriffen werden müßten (was nur „Widerstand" erzeugen würde).

Interventionen bei schizophrenen Mustern

Der Spielraum in diesem Muster entspricht weitgehend der Achse der Neutralität, das heißt, das Verhalten, das gezeigt wird, ist entweder keiner der beiden Seiten des Konfliktes zuzuordnen oder aber beiden in vieldeutiger Weise (*weder p noch q* bzw. *sowohl p als auch q*) (siehe Abb. 31).

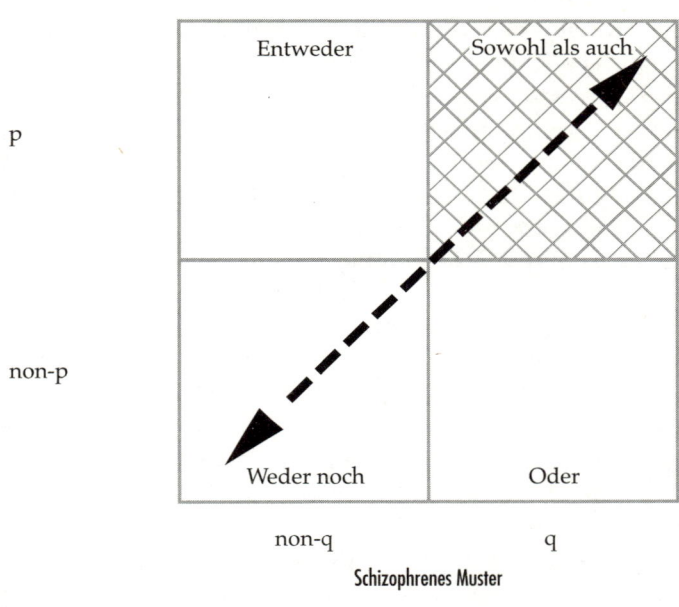

Abb. 31

Festlegungen werden vermieden, die Handlungsfähigkeit der einzelnen Akteure wie auch des Gesamtsystems sind beeinträchtigt. Es gibt keine klaren Beziehungsdefinitionen, keine festen Koalitionen, keine verläßlichen Strukturen, keine klaren Aussagen über „wahr" und „falsch", keine verbindlichen Spielregeln für das Zusammenleben oder die Bewertung von Verhalten. Wirklichkeitskonstruktionen werden extrem „erweicht".

Der inhaltliche Zentralkonflikt scheint hier – wieder aus der Perspektive des außenstehenden Beobachters gesprochen – die Frage individueller Schuld oder Unschuld zu sein. Ist der einzelne selbst verantwortlich für seine Handlungen (sind es überhaupt „Handlungen"?) und deren Folgen? Der Begriff der Verantwortlichkeit ver-

175

weist darauf, daß, wie in den beiden anderen exemplarischen Mustern, auch hier die Frage der Beziehung zwischen Individuum und sozialem System im Mittelpunkt steht. Und auch hier geht es um die kleinste Überlebenseinheit, um Autonomie und Abhängigkeit: Schuld bedeutet Trennung, und Trennung bedeutet Schuld.

Die gegensätzlichen Seiten dieser Ambivalenz werden im schizophrenen Muster synchron gelebt, aber von unterschiedlichen Protagonisten. Die Angst vor Schuldzuweisung wird dadurch neutralisiert, daß die Wirklichkeit kommunikativ aufgeweicht wird. Dies ist nicht so schwer, da Wirklichkeit sozial stets konsensuell, d. h. durch faktische Zustimmung, validiert wird; es reicht daher, allen gefährlichen (das heißt eventuell zu Schuldzuweisungen führenden) Aussagen die Zustimmung zu verweigern. Die individuelle Macht reicht zwar nicht so weit, der eigenen Wahrheit zum Sieg zu verhelfen, sie reicht aber, um der Wahrheit der anderen ebenfalls die Gültigkeit abzusprechen.

Die von außen beobachtbaren Folgen sind Unberechenbarkeit, Chaos und Strukturlosigkeit als charakteristische Merkmale der Unterscheidung für dieses Muster. Es stellt gewissermaßen den Gegenpol zum psychosomatischen Muster mit seiner rigiden Struktur und harten, berechenbaren Wirklichkeit dar.[5]

Die „Einladungen" an den Therapeuten, d. h. die Handlungsimpulse, die er in der Interaktion mit solch einem Patienten oder Klientensystem erlebt, gehen daher auch in eine entgegengesetzte Richtung. Angesichts des Chaos, mit dem er sich konfrontiert sieht, tendiert er einerseits dazu, auf die Seite der Ordnung zu gehen und eine *suppressive* Funktion zu übernehmen. Er wird meist zum Anwalt eines „harten" Realitätsprinzips, Vertreter einer Ordnungsmacht, die Anpassung und Unterwerfung fordert. Die Gefahr besteht, daß sich eine Zwangsbeziehung entwickelt, in der einer – der Therapeut – versucht, eine Ordnung zu vertreten, welche der oder die anderen – der Patient, die Familie – boykottieren. Auf der anderen Seite ist der Impuls groß, die Frage der Schuld aus dem Raum zu schaffen. Dies geschieht meist dadurch, daß dem Patienten die Schuldfähigkeit abgesprochen wird und die potentiell zu Schuldgefühlen führenden (trennenden) Aktionen aller Beteilig-

5 Vgl. ausführlich Simon 1993, S. 398–414.

176

ten, der Patienten wie der Angehörigen, als Symptome von Krankheit oder Reaktion darauf umgedeutet werden. Das Annehmen dieser Einladungen kann auch hier – wie in den anderen Mustern – als Chronifizierungsfaktor gesehen werden.

Aus systemischer Sicht erweist sich eine paradoxe Vorgehensweise als am sinnvollsten, bei welcher der Therapeut sich eindeutig uneindeutig zeigt. Da Familien mit einem als schizophren diagnostizierten Mitglied im allgemeinen gemäß den Prämissen der zweiwertigen Logik davon ausgehen, daß jeder einzelne entweder „schuldig" oder „unschuldig" ist, versuchen sie aktiv und passiv zu vermeiden, daß die Bedeutung ihres Verhaltens der Schuldseite zugewiesen wird.

Der Therapeut signalisiert dagegen, daß es Eindeutigkeit (in der Schuldfrage und auch sonst) nicht geben kann. Er konkretisiert die überwertige, existentielle Entweder-oder-Frage nach Schuld, indem er kleine Sequenzen der Interaktion betrachtet, die zu einem Ergebnis führen oder führen könnten, das mit Schuld oder Trennung belastet wird; und er weist implizit *jedem* die Verantwortung (und damit Schuld) für das Verhalten *aller anderen* zu. Wenn aber alle schuldig sind und keiner das Schwarze-Peter-Spiel gewinnen kann, so ist die Entweder-oder-Alternative aufgelöst. Vor allem aber ist das Vermeidungsmuster bzw. die aktive Boykottierung jeder Konsensfindung über die Realität unterbrochen (siehe Abb. 32).

Formal gesehen heißt dies, daß der Therapeut (bzw. das therapeutische Team) sich gespalten zeigt. Er (bzw. es) vertritt ganz aktiv und offensiv die positive Bewertung *beider* Seiten der Unterscheidung, der Schuld des einen und der Unschuld des anderen, der Schuld des anderen und der Unschuld des einen, der Trennung und des Zusammenbleibens (oder auch anderer Konflikte), aber – und hier liegt der wichtigste Unterschied zum Muster des Klientensystems – er führt den Faktor *Zeit* als den Konflikt organisierende Dimension ein. Wenn die beiden Seiten des Konfliktes (z. B. die Wünsche nach Trennung und Zusammenbleiben) nacheinander gelebt werden, d. h. die Handlungen leiten, dann kann die Handlungsunfähigkeit, das Patt zwischen beiden Konfliktseiten, aufgehoben werden. Was heute richtig ist, kann dann morgen falsch sein und umgekehrt. Aus der synchronen Dissoziation wird eine diachrone Dissoziation.

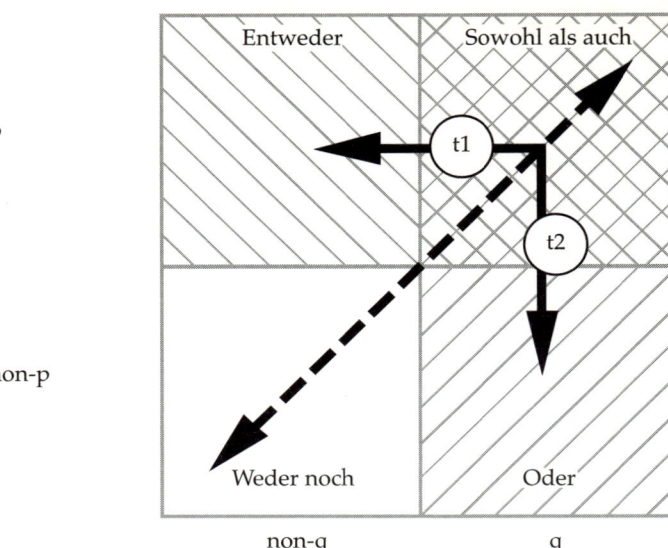

Therapie des schizophrenen Musters

Abb. 32

Was die Interventionsstrategien bei den drei hier beispielhaft betrachteten Mustern von traditionellen, z. B. psychiatrischen, In-
terventions- oder Hilfsstrategien unterscheidet, ist der Versuch,
keine direkte Über- oder Unterfunktion kompensierende Rolle für
das Klientensystem zu übernehmen. Statt dessen ist das Ziel, das
System anzustoßen, diese Funktion selbst zu übernehmen. Dazu
werden vor allem auf der Ebene der von den Familienmitgliedern
geteilten Wirklichkeitskonstruktionen Prämissen in Frage gestellt
und neue, alternative Ideen eingeführt. Sie beziehen sich vor allem
auf das zugrundeliegende zweiwertige logische Muster, in dem
Ambivalenzen, kontextabhängige widersprüchliche Bewertungen
und antagonistische Tendenzen lebender Systeme keinen Platz finden. Beim psychosomatischen Muster geht es therapeutisch darum,
die andere, aus der Kommunikation bis dahin ausgeschlossene Seite
der Ambivalenz in die Kommunikation einzuführen, im manisch-
depressiven Muster geht es um die Einführung der Gleichzeitigkeit
der beiden bislang ungleichzeitig gelebten Seiten und im schizophrenen Muster um die Einführung der Ungleichzeitigkeit anstelle
der Gleichzeitigkeit.

Das therapeutische Paradox

Antagonistische Tendenzen sind generell ein Kennzeichen lebender Systeme, nicht nur des Individuums oder Klientensystems, sondern auch des therapeutischen Systems. Der zentrale Konflikt dieses Systems entsteht durch die Ambivalenz gegenüber der erhofften und befürchteten Veränderung bzw. den Vorzügen und Nachteilen des Status quo.

Da der Therapeut einer derjenigen ist, der die Wirklichkeitskonstruktionen und Spielregeln des therapeutischen Systems durch seine Aktionen mitgestaltet, gewinnen das Verhalten und die Rolle, die er im Rahmen dieses Konfliktes übernimmt, besondere Wichtigkeit. Zeigt er sich stark an der Veränderung des Patienten oder des Klientensystems interessiert, läuft er Gefahr, eine Beziehung anzubieten und einen Kontext zu definieren, in denen sich der Patient bzw. das Klientensystem in ihrer Autonomie bedroht fühlen. Innerhalb der Kommunikation wird zunehmend unklar, wer was von wem will: Geht es um die Ziele und Werte des Therapeuten oder des / der Klienten? Wer muß was tun oder lassen, um den Status quo aufrechtzuerhalten oder eine Veränderung herbeizuführen? Und wer hat dafür die Verantwortung?

Innerhalb des therapeutischen Systems kann es dann zu einer Rollenaufteilung in eine Pro- und eine Contrafraktion kommen. Im schlechtesten Fall übernimmt der Therapeut die Rolle, sich für eine Änderung einzusetzen, während der Patient oder das Klientensystem auf die Seite des Status quo, d. h. in den „Widerstand" geht.

Aus dieser Erfahrung leiten sich die sogenannten „paradoxen Interventionen" in der systemischen Therapie ab. Der Therapeut übernimmt die Rolle des Anwaltes des Status quo. Dies kann beispielsweise in Form einer positiven Symptombewertung oder einer Symptomverschreibung geschehen. Er kann seine eigene Aufgabe als Agent der Veränderung umdeuten und sich statt dessen als Anwalt bedrohter Werte anbieten und vor zu schneller Veränderung warnen etc. All diese Maßnahmen führen innerhalb des therapeutischen Systems zu einem Ungleichgewicht zwischen den beiden Seiten der Ambivalenz, so daß das Klientensystem mehr Freiheit gewinnt, auf die Seite der Veränderung zu gehen. Der Therapeut übernimmt eine seiner offiziellen Rolle zuwiderlaufende Funktion, er „bremst" die Geschwindigkeit der Veränderung und schafft dadurch einen Kontext, in dem das Klientensystem weniger „bremsen" muß.

Das Dilemma des Therapeuten besteht darin, daß er einerseits sein Honorar nur wert ist, wenn er Veränderung fördert. Dies ist seine offizielle Funktion. Wenn er andererseits diese Ziele offenlegt und in die therapeutische Kommunikation einfließen läßt, erzeugt er Angst vor Veränderung, d. h. Widerstand.

Die Paradoxie des Therapeuten läßt sich durch folgende Formel beschreiben: *Durch sein zielgerichtetes Handeln wird das Erreichen seines Ziels unwahrscheinlicher.*

Kein autonomes System kann von außen gesteuert und zu seinem Glück gezwungen werden. Als Konsequenz ergibt sich, daß der Therapeut dann am meisten Chancen auf Erfolg hat, wenn er nicht zu sehr danach strebt, ihn zu erzielen – wenn er mit dem Mißerfolg leben und die Begrenztheit seiner Macht akzeptieren kann.

Wenn er schon nicht die Abgeklärtheit und Weisheit besitzt, dieses Paradox mit Gelassenheit zu tragen, dürfte es für ihn technisch am günstigsten sein, auch hier den Weg der Neutralität zu wählen: So zu tun, als ob er Veränderung und Nicht-Veränderung gleichermaßen als Ausgang seiner Bemühungen akzeptieren könne (Problemneutralität). Dabei kann ihm die Theorie operationell geschlossener Systeme helfen, derzufolge er *wirklich* nicht wissen kann, was für den Patienten und das Klientensystem besser ist, die Beseitigung oder das Fortbestehen der Symptome. Denn jede Symptombildung ist immer auch eine Form, das Überleben des jeweiligen Systems zu sichern. Und es ist keineswegs sicher, daß Wandel mit all seinen nicht vorhersehbaren nicht-intendierten Nebenwirkungen eine Veränderung zum Besseren hin bedeutet. Dies ist eine Bewertungsfrage, die außerhalb der Kompetenz und Verantwortung des Therapeuten liegt. Sie ist vom Symptomträger und seinen alltäglichen Interaktionspartnern zu entscheiden. Die bescheidene Verantwortung des Therapeuten besteht darin, die Aufmerksamkeit auf diese Frage zu lenken, nicht aber sie zu beantworten.

11. Soziopsychosomatische Hypothesen

Organismus und Psyche

Es gibt im Moment wohl kein besseres Erfahrungsfeld als die Familientherapie, wenn man die Wechselbeziehungen zwischen sozialen, psychischen und körperlichen Prozessen studieren will. Sie bietet die einzigartige Chance, konkrete Beobachtungen über körperliche, psychische und kommunikative Prozesse zueinander in Beziehung zu setzen.

Deshalb soll hier versucht werden, aus den im vorigen Abschnitt dargestellten Erfahrungen der Familientherapie einige Hypothesen über soziopsychosomatische Wechselbeziehungen bei der Entstehung von Krankheit zu entwickeln. Ganz generell kann dies als die Frage nach Medium und Form verstanden werden: Welches System ist unter welchen Bedingungen in der Interaktion in der Lage, die Kohärenz des anderen in der Interaktion zu beeinträchtigen, das heißt, wessen Elemente sind fester gekoppelt? Dabei muß berücksichtigt werden, daß keines der miteinander gekoppelten Systeme geradlinig-kausal auf die anderen einwirken kann. Die Reaktion auf Störungen aber erfolgt gemäß systemimmanenter Schemata, das heißt, es werden keine neuen (fremden) Strukturen oder Funktionsweisen in das System von außen eingeführt, sondern lediglich originäre (eigene) Strukturen und Funktionsweisen erregt oder gehemmt.

Beginnen wir beim sogenannten psychosomatischen Kommunikationsmuster. Hier sind vermehrt körperliche Symptombildungen zu beobachten. Auf der sozialen Ebene ist damit eine Einschränkung der aus Sicht des außenstehenden Beobachters gegebenen Verhaltens- und Handlungsoptionen verbunden, ein Nicht-Ausschöpfen der Kommunikationsmöglichkeiten. Botschaften und Verhaltensweisen, die im Sinne der einen, tabuisierten Seite der Unterscheidung interpretiert werden könnten, werden vermieden. Dem entspricht auf der psychischen Ebene die Bewältigung von Ambivalenz durch die aktive oder passive Negation der einen Seite des Konflikts. Psychoanalytisch gesehen werden verleugnende oder ähnliche Operationen vollzogen, die für subjektive Eindeutigkeit und Ambivalenzfreiheit sorgen.

Versucht man aus diesen Befunden Hypothesen über die generierenden Mechanismen (psycho-)somatischer Symptome zu abzuleiten, so bietet sich eine Interpretation der Beziehung zwischen kommunikativen und psychischen Prozessen einerseits, psychischen und somatischen Prozessen andererseits als jeweils suppressiv. Die sozialen Spielregeln engen den Möglichkeitsraum der Dynamik der Psyche auf zwei Möglichkeiten ein: *Entweder* es werden nur solche psychische Operationen vollzogen, welche parteilich zugunsten der einen Seite des Konfliktes wirken, oder es werden neutrale *Weder-noch-Operationen* vollzogen, das heißt, es wird vermieden, sich aktiv für die eine Seite der Unterscheidung festzulegen. Dasselbe kann über die Beziehung zwischen der Organisation psychischer und körperlicher Prozesse gesagt werden. Es dürfte demnach zwei Typen generierender psychosomatischer Mechanismen geben:

1. Es werden die körperlichen Voraussetzungen für parteiliche Aktionen in Richtung einer der beiden Seiten der Unterscheidung gefördert (z. B. in Form der Cannon-Reaktion). Symptombildungen lassen sich dann dadurch erklären, daß psychische Strukturen auf der Ebene des Organismus die *Oszillation* zwischen Spannung und Entspannung, zwischen „Arbeit" und „Ruhe", zwischen Notfallreaktion und Alltagsaktion *verhindern*. Sie stören den Ruhezustand und sorgen für die Chronifizierung von Alarmreaktionen. Dies hat zwangsläufig physische Wirkungen. In Notfallsituationen werden manche körperliche Funktionen gesteigert (zum Beispiel wird die Frequenz des Herzschlags erhöht, wodurch die Blut- und Energieversorgung in den Organen gesteigert wird, die aktives Handeln ermöglichen), andere werden reduziert (zum Beispiel wird die Durchblutung des Magen-Darm-Traktes verringert, was für die Verdauung nicht günstig ist). Kurzfristig sind solche Muster höchst funktionell, über längere Zeit angewandt werden sie dysfunktionell. Ganz allgemein lassen sich Symptombildungen dieser Gruppe als Ergebnis gesteigerter Aktivität erklären.

2. Es werden die körperlichen Voraussetzungen für parteiliche Aktionen in Richtung einer der beiden Seiten der Unterscheidung

182

unterdrückt und gehemmt (z. B. in Form der Selye-Reaktion). Auch hier kann es bei Chronifizierung solch eines Musters zu einem Ungleichgewicht innerhalb somatischer Prozesse kommen (vgl. Simon 1993).

Der Vorteil solch eines Erklärungsansatzes ist, daß nur auf solche Mechanismen der Kopplung zwischen organischen und psychischen Stukturen Bezug genommen wird, die auch im Falle der „Gesundheit" die Kopplung bestimmen. Wenn immer ein Mensch handelt, haben wir es mit einer psychosomatischen Wechselbeziehung zu tun. Und es sind dieselben Mechanismen, die dafür sorgen, daß wir als Menschen handeln können, die auch dafür sorgen, daß wir psychosomatische Symptome entwickeln.

Das ist immer dann der Fall, wenn die psychischen Prozeßmuster „härter" und weniger veränderlich sind als die körperlichen. Diese übergroße Stabilität psychischer Muster kann auf zwei Arten erklärt werden:

1. Die soziale Situation des Betreffenden ist „objektiv" (d. h. aus der Perspektive der außenstehenden Beobachter gesehen) längerfristig so, daß die psychische Reaktion angemessen ist.

Als Beispiel mag hier die Daueranspannung genannt sein, die sich in chronifizierten Problemen am Arbeitsplatz oder auch in andauernden Paarkonflikten aufbauen kann. Wer sich stets bedroht sieht, muß auf der Hut sein. Wer hier mit Kampf und / oder Flucht reagiert, dessen Körper wird über einen längeren Zeitraum mit der Cannon-Reaktion antworten, was dann irgendwann körperliche Symptome zur Folge haben kann. In diesem Fall haben wir es mit einer Hierarchie der Härte von Strukturen zu tun: die Struktur des Kommunikationssystems ist härter als die der Psyche, und deren Struktur ist wiederum härter als die des Organismus. Die Psyche ist so gewissermaßen zum Medium der Kommunikation zwischen dem sozialen System und dem Körper geworden.

2. Die aktuelle Situation erscheint dem Betreffenden lediglich subjektiv so, daß die psychische Reaktion angemessen ist.

Aus der Sicht der betroffenen Person besteht zwischen diesen beiden Situationen kein Unterschied, da sie beide identisch beschreibt. Aus der Sicht ihrer Mitmenschen und des Therapeuten sind beide Fälle aber sehr verschieden, vor allem, was die therapeutischen Konsequenzen angeht. Im ersten Fall ist zum Beispiel das Verlassen des Feldes (Kündigung des Arbeitsplatzes, der Ehe) oder die Änderung der Spielregeln des sozialen Systems (z. B. im Rahmen einer Familien- oder Paartherapie) eine Möglichkeit, dafür zu sorgen, daß die psychischen Operationsmuster sich verändern und damit auch die körperlichen.

Die Veränderung der interaktionellen Umwelt dürfte aber wenig helfen, wenn von einer Person nahezu jede Umwelt als bedrohlich angesehen wird. Dann geht es eher darum, ihre Art der Wirklichkeitskonstruktion zu stören. Hier ist die Härte des psychischen Systems nicht nur größer als die des Organismus, sondern auch als die des sozialen Systems.

Daß somatische Strukturen sehr häufig sehr viel härter sein können als psychische und soziale Strukturen sei nur der Vollständigkeit halber erwähnt. Das kann beispielsweise beobachtet werden, wenn eine Mutter, querschnittgelähmt nach einem Unfall, nicht nur ihr Selbstbild, ihre Zukunftsperspektiven, ihre ganze Identität verändern muß, sondern die ganze Familie all ihre Rollenvorgaben und Spielregeln über Bord werfen und sich an die veränderten Bedingungen anpassen muß.

Organismus und Kommunikation

Auch die Entwicklung manisch-depressiver und schizophrener Symptombildung ist an charakteristische Organisationsformen von Konflikten gebunden, die mit Einschränkungen der Handlungsfähigkeit verbunden sind. Mehr noch als beim psychosomatischen Muster geht es aber um die Manipulation von Bedeutungen in der zwischenmenschlichen Kommunikation; genauer gesagt: um die Vermeidung der Zuschreibung von Verantwortung, d. h. der Zurechnungsfähigkeit (ein äußerst treffender Begriff).

Manisch-depressive Patienten verhalten sich gemäß der sozial definierten Interpretationsschemata *qualitativ* eindeutig, sie überschreiten dabei aber *quantitativ* die Grenzen der Verstehbarkeit. Sie zeigen ein im Prinzip einfühlbares Verhalten, aber in einem Maße, das nicht mehr einfühlbar ist. Der schizophrene Patient dagegen zeigt ein *qualitativ* nicht einfühlbares oder zumindest nicht eindeutig interpretierbares und berechenbares Verhalten.

Die Patienten, denen eine dieser beiden psychiatrischen Diagnosen zugeschrieben wird, haben gemeinsam, daß sie sich selbst implizit durch ihr Verhalten als handelnde, d. h. verantwortliche und schuldfähige Subjekte disqualifizieren. Das unterscheidet sie von den psychosomatischen Patienten, deren Schuldfähigkeit und Zurechnungsfähigkeit nicht zur Debatte steht. Daher müssen diese, um der Zuweisung von Schuld zu entgehen, bestimmte, mit charakteristischen Bedeutungen assoziierte Verhaltensweisen vermeiden. Psychotische Patienten dagegen können diese Verhaltensweisen zeigen, solange sie dafür sorgen, daß ihnen die entsprechende Bedeutung (Schuld) nicht zugerechnet wird. Solange beispielsweise aggressive und distanzierende Verhaltensweisen ursächlich einer Krankheit zugeschrieben werden, bedrohen sie nicht die Beziehung.

Wenn wir Verhalten als den Phänomenbereich der ersten Unterscheidung und die Bedeutung, die diesem Verhalten zugeschrieben wird, als den Bereich der zweiten Unterscheidung definieren, so schränken sich die psychosomatischen Patienten im Bereich der ersten Unterscheidung ein, manisch-depressive und schizophrene Patienten haben dagegen eine Vermeidungsstrategie für den Bereich der zweiten Unterscheidung entwickelt: schizophrene Patienten, indem sie qualitativ, manisch-depressive Patienten, indem sie quantitativ für die Entwertung der Bedeutung ihres Verhaltens sorgen.

Zwischen den Phänomenbereichen der ersten und zweiten Unterscheidung (Verhalten / Bedeutung) gibt es Wechselbeziehungen, die dazu führen, daß Symptomkombinationen wahrscheinlicher oder unwahrscheinlicher werden.

Es ist bekannt, daß es Patienten gibt, welche ihre klassisch psychosomatische Symptomatik (z. B. Asthma) verlieren, sobald sie eine manische Symptomatik entwickeln. Dies mag als Bestätigung dafür gewertet werden, daß die Beschränkung der individuellen Handlungsmöglichkeiten auf die eine Seite der Ambivalenz mit der Ausformung körperlicher Symptome verbunden ist. Sobald diese Handlungsmöglichkeit in der manischen Symptomatik realisiert und die bis dahin bestehende Begrenzung der körperlichen Operationsmöglichkeiten aufgehoben wird, verschwindet die somatische Symptomatik.

Zwischen dem psychosomatischen und dem schizophrenen Muster gibt es insofern eine Übereinstimmung, als die Weder-noch-Position bei beiden zu finden ist. Wer bedeutungsträchtige Verhaltensweisen vermeidet, vermeidet auch, daß ihm die Konsequenzen dieser Verhaltensweisen zugerechnet werden. Soweit solch eine individuelle Handlungs- und Kommunikationsstrategie mit körperlichen Risiken verbunden ist (siehe die Erörterungen des vorigen

Abschnitts), besteht das Risiko der somatischen Symptomproduktion auch für als schizophren diagnostizierte Patienten. Allerdings dürfte auch hier die von den Patienten immer wieder realisierte vieldeutige Gegenposition des Sowohl-Als-auch-Musters eine symptomreduzierende oder prophylaktische Wirkung auf körperlicher Ebene haben. Vieldeutigkeit eröffnet vielfältige Möglichkeiten – auch für den Organismus. Und Eindeutigkeit engt nur zu oft den Bereich des Möglichen ein – auch für den Organismus.

12. Gesundheitsutopien

Das Streben nach dem unmarkierten Raum, Zustand oder Inhalt

Die Wichtigkeit, die Gesundheit und Heilung in unserer Kultur gewonnen hat, und die Rolle des Arztes und Heilers mit ihrem Halbgott-Status ist nur aus der Tatsache zu erklären, daß Gesundheit ein Begriff ist, dem kein konkret überprüfbares Merkmal der Unterscheidung entspricht. Gesundheit wird damit zur Utopie, zu dem Ort oder Zustand, dem alles Sehnen gilt, der Fluchtpunkt aus dem Jammertal des menschlichen Lebens. Und da die Last und das Leid des Lebens körperlich, psychisch und sozial ihren Niederschlag finden, richten sich die Erlösungserwartungen auf körperliches, psychisches und soziales Heil. Der Gang zum Arzt verspricht nicht nur die Befreiung von Plussymptomen jeder Art, sondern auch von einem spezifischen Typ der Minussymptomatik: dem Mangel an Sinn. Dies gilt in besonderem Maße für Psychotherapeuten, die in einer säkularisierten Welt die sinnstiftende und Orientierung versprechende Rolle von Priestern angetreten haben.

Man kann dies wohl kaum treffender charakterisieren, als es der Mythenforscher Joseph Campbell für die Funktion des Psychoanalytikers getan hat: „Der Arzt, der in unserer Welt das Mythische zu meistern hat und um all seine Schliche und Formeln weiß, übernimmt dann die Rolle und den Charakter des alten Mystagogen, des Seelenführers und des Medizinmannes der Waldheiligtümer, in denen sich bei den Primitiven Prüfung und Initiation abspielten. Seine Funktion ist genau die des weisen Alten der Mythen und Märchen, dessen Worte dem Helden in den Prüfungen und Schrekken seiner unheimlichen Fahrt beistehen, der ihm erscheint und ihm das strahlende Zauberschwert zeigt, das den Terror des Drachen brechen wird, ihm von der wartenden Braut erzählt und dem mit Schätzen angefüllten Schloß, ihm heilenden Balsam in die gefährlichen Wunden gießt und schließlich den Sieger in das gewöhnliche Leben entläßt, immer die Fahrt in die lockende Nacht begleitend." (Campbell 1978, 18).

Psychotherapeuten haben damit eine substituierende soziale Funktion übernommen, für deren Reflexion ihnen während ihrer Ausbildung leider nur selten das Handwerkszeug vermittelt wird. Ihre Aufgabe ist um so schwieriger, als sie unterschiedliche soziale Systeme oder Subsysteme betrifft: die Familie, Institutionen, die Gesellschaft. Aber immerhin, viele chronifizierte Arzt-Patienten-Beziehungen sind ein Indiz dafür, daß die Ärzte ihrer Funktion gut genug gerecht werden, um genügend Hoffnung für einen nächsten Arztbesuch zu erhalten. Es wäre aber angemessener, die so entstehenden Kosten von der Kirchensteuer statt von Krankenkassenbeiträgen zu bezahlen.

Es gibt aber noch andere merkwürdige Phänomene, die sich aus der Tatsache ergeben, daß die Begriffe Krankheit und Gesundheit symmetrisch behandelt werden, so als gäbe es Merkmale der Unterscheidung für *beide* Seiten der Unterscheidung. Es sind die Folgen eines epistemologischen Irrtums, bei denen die Suggestionen sprachlicher Strukturen Konsequenzen für die Gestaltung des individuellen Alltags, die Entwicklung von Geschäftszweigen und politische Entscheidungen haben.

So ist die Gesundheitsbewegung ein Beleg dafür, daß viele Menschen immer noch versuchen, etwas *für* ihre Gesundheit zu tun, statt sich damit zu begnügen, etwas *gegen* Krankheit zu tun. Dr. Fixx mag als tragisches Beispiel dienen: Er war der Initiator des Volkssports „Jogging" in den USA und später weltweit. Er proklamierte regelmäßiges Lauftraining als *das* Mittel gegen Herzinfarkt. Er fand ein vorzeitiges Ende während des Joggens – durch einen Herzinfarkt. Als vielzitiertes Gegenbeispiel ist auf Churchill zu verweisen, der die Frage nach dem Geheimnis seiner Rüstigkeit und seines langen Lebens mit der schlichten Formel „No sports!" beantwortete.

Daß all diejenigen, die sich durch Diät und Hunger kasteien, wirklich gesünder oder dünner werden und länger leben, darf ebenfalls bezweifelt werden. All diese Wege zum Heil beruhen auf der fragwürdigen Komplexitätsreduktion, wir wüßten, was der Körper alles braucht, was nicht, wie all die Wechselbeziehungen sind etc. Nur zu oft erweisen sich solche Maßnahmen als paradoxe

Interventionen, sie verschlimmern, statt zu verbesseren, machen langfristig dick, statt dünn etc.

All dies sind aber relativ harmlose Nebenwirkungen des Strebens nach Gesundheit und Heil. Politisch viel brisanter ist, daß Gesundheitsutopien zur Vernichtung „lebensunwerten Lebens" führen können, Forschungsstrategien bestimmen und die Strukturierung des Gesundheitssystems leiten.

Gesundheit als Ideal

Es wird lebensgefährlich, wenn die Kriterien von Gesundheit positiv definiert werden. Es kann zu totalitären sozialen Maßnahmen führen, die mit Lebendigkeit nicht vereinbar sind.

Es gibt eine einfache Formel, um den Unterschied zwischen liberalen und totalitären Systemen zu charakterisieren: In totalitären Systemen ist *alles verboten*, was *nicht erlaubt* ist, und in liberalen Systemen ist *alles erlaubt*, was *nicht verboten* ist.

In dieser Definition zeigt sich dieselbe Unterscheidungslogik, wie in der Definition von Krankheit und Gesundheit. Es hat politisch unterschiedliche Konsequenzen, ob nach den Definitionen eines sozialen Systems *alles krank* ist, was *nicht gesund* ist, oder *alles gesund* ist, was *nicht krank* ist.

Wird Gesundheit zum markierten Raum, Zustand oder Inhalt, so muß man als Individuum eine Menge beobachtbarer positiver Merkmale der Unterscheidung vorweisen, um der Etikettierung als krank und einer allfälligen Therapie zu entgehen. Der individuelle Freiraum für „erlaubte" körperliche und psychische Zustände oder Kommunikationen ist zwangsläufig sehr eng, wenn stets diese Merkmale demonstriert werden müssen.

Da der Organismus nicht zwischen gesund und krank unterscheidet (nur zwischen lebend und nicht lebend), wird auch solch eine positive Gesundheitsdefinition stets sozial erstellt. Dies hat weitreichende politische Konsequenzen: Therapie hat stets eine kontrollierende, *Abweichung verhindernde* Wirkung; daher ist es ganz entscheidend, wann die Indikation dafür gestellt wird und wie breit der Spielraum ist, in dem man nicht befürchten muß, von Therapeuten oder Gesundheitspolizisten belästigt zu werden. Und die Geschichte hat gezeigt, daß die Idee der „Gesundheit eines Volkes" dazu führen kann, all die Personen – die Behinderten, Mißgestalte-

"krank" (markiert)	"gesund" (unmarkiert)	"krank" (markiert)

"krank" (unmarkiert)	"gesund" (markiert)	"krank" (unmarkiert)

Die Markierung von Krankheit oder Gesundheit

Abb. 33

ten, erblich Belasteten –, bei denen Therapie nicht das Erreichen dieses engen Gesundheitsideals verspricht, umzubringen.

Wird Abweichung automatisch disqualifiziert, so werden die Möglichkeiten der kreativen Neuentwicklung von Strukturen beschränkt, da alles Neue von vornherein als „krank" bewertet und zu beseitigen ist.

Im körperlichen Bereich mag dies in normalen Zeiten kein Problem darstellen, da hier evolutionäre Prozesse, die zur Entwicklung neuer Strukturen und Gestalten führen könnten, wohl kaum durch die Maßnahmen von Therapeuten beeinflußt werden; die Zeiträume, in denen in der Evolution Selektionen stattfinden, sind zu groß. Aber auf psychischer und sozialer Eben kann dies nicht ohne weiteres gesagt werden. Niemand kann vorhersagen, welche Resultate zum Beispiel eine Phantasie, die den Rahmen einer kleinkarierten „Gesundheits"-Definition sprengt, auf künstlerischem Gebiet hat oder haben könnte. So fällt es Psychiatern heutzutage nicht schwer, im Verhalten vieler angesehener Künstler der verschiedenen historischen Epochen Symptome psychischer Krankheiten zu identifizieren. Die Liste derer, die zum Beispiel schon als manisch-depressiv diagnostiziert wurden, liest sich wie ein Who's who des abendländischen Geisteslebens.[1] Viele von ihnen verbrachten längere Zeit in Irrenanstalten.

1 Hier eine kleine Auswahl in alphabetischer Reihenfolge: Hans Christian Andersen, Antonin Artaud, Honoré de Balzac, Charles Baudelaire, Irving Berlin, Hector Berlioz, Anton Bruckner, Lord Byron, Paul Celan, Joseph Conrad, Noel Coward, Charles Dickens, Emily Dickinson, Isak Dinesen, Ralph Waldo

Würde sich ein Gesundheitssystem um einen positiv definierten Gesundheitsbegriff organisieren, so entstünde mit großer Wahrscheinlichkeit ein jede individuelle Kreativität und Abweichung verhinderndes Kontrollsystem. Hier liegen auch die kulturellen Gefahren des Genomprojektes (der Katalogisierung der menschlichen Gene, um sie gezielt beeinflussen zu können): Falls es wirklich gelingen sollte, irgendwelche Gene zu finden, die zum Beispiel mit der Entstehung von „manisch-depressiven" Symptomen in Zusammenhang gebracht werden könnten, dann bestünde die große Versuchung, vorbeugend einzugreifen, diese Gene zu ändern, schon vorgeburtlich eine Selektion zwischen „gesunden" und „nicht-gesunden" vorzunehmen, und nur die der Norm entsprechenden Föten zur Geburt zuzulassen (so wie in Indien dank der vorgeburtlichen Geschlechtsbestimmung Mädchen eine große Chance haben, abgetrieben zu werden). Ein Händel hätte dann keine Chance zu überleben. Und selbst wenn: Es spricht vieles dafür, daß die erblichen Anlagen, die ihm dabei helfen, die Diagnose „manisch-depressiv" zugewiesen zu bekommen, nicht nur *Defizite* im Sinne einer *Vulnerabilität* sind, sondern *Talente* und *Ressourcen*, die auch an seiner künstlerischen Leistung Anteil haben.

Verwendet man Gesundheit als markierten Raum, Zustand oder Inhalt, so läßt sich die Abweichung am einfachsten als das Ergebnis eines Defektes, einer Vulnerabilität usw. erklären. Es fehlt etwas, das eigentlich da sein sollte (das Merkmal der Unterscheidung). Daß sie sich auch als Resultat eines Talentes, des Talentes, die kleinbürgerliche Anpassung an die vermeintliche Realität aufzugeben, seiner

Emerson, T. S. Eliot, Edward Elgar, Georg Friedrich Händel, William Faulkner, F. Scott Fitzgerald, Paul Gauguin, Vincent von Gogh, Nikolai Gogol, Maxim Gorky, Ernest Hemingway, Hermann Hesse, Hölderlin, Victor Hugo, Henrik Ibsen, Henry James, William James, John Keats, Ernst Ludwig Kirchner, Heinrich von Kleist, Otto Klemperer, Wilhelm Lehmbruck, Malcolm Lowry, Gustav Mahler, Wladimir Mayakowski, Herman Melville, Michelangelo, Charly Mingus, Modest Mussorgsky, Edward Munch, Eugene O'Neill, Charly Parker, Boris Pasternak, Cesare Pavese, Sylvia Plath, Edgar Allan Poe, Jackson Pollock, Cole Porter, Ezra Pound, Alexander Puschkin, Bud Powell, Sergej Rachmaninoff, Gioacchino Rossini, Robert Schumann, Alexander Scriabin, Mary Shelley, Robert Louis Stevenson, August Strindberg, Torquato Tasso, Lord Tennyson, Dylan Thomas, Leo Tolstoi, Georg Trakl, Peter Tschaikowsky, Ivan Turgenjew, Walt Whitman, Tennessee Williams, Virginia Wolff, Emile Zola (vgl. Jamison 1993, S. 267–270).

Phantasie Raum zu geben etc. erklären läßt, geht verloren. Diese diagnostische Disqualifizierung ist – nebenbei bemerkt – auch jetzt schon eines der Probleme der zeitgenössischen psychiatrischen Diagnostik: Sie beschreibt wahrscheinlich mehr als jedes andere medizinische Fachgebiet Merkmale einer hypothetisierten Gesundheit, deren *Abwesenheit* dann als Zeichen einer Erkrankung bewertet werden.

Die paradoxen Funktionen des Gesundheitssystems

Je besser ihr Gesundheitssystem funktioniert, desto mehr Kranke gibt es in einer Gesellschaft. Dies ist ein grundlegendes Paradox, das aus der Logik lebender Systeme resultiert: Eine große Zahl von Patienten, die erfolgreich behandelt worden sind, ist nach der Behandlung nicht gesund, sondern weiter krank.

Das Gesundheitssystem hat eine doppelte Aufgabe: Einerseits versucht es den Übergang von einem als *krank* markierten Zustand in einen *nicht-kranken* bei den Patienten zu bewirken, und andererseits versucht es den Übergang von *lebend* zu *tot* zu verhindern. Im Extremfall gelingt die „Reanimation", die „Wiederbelebung".

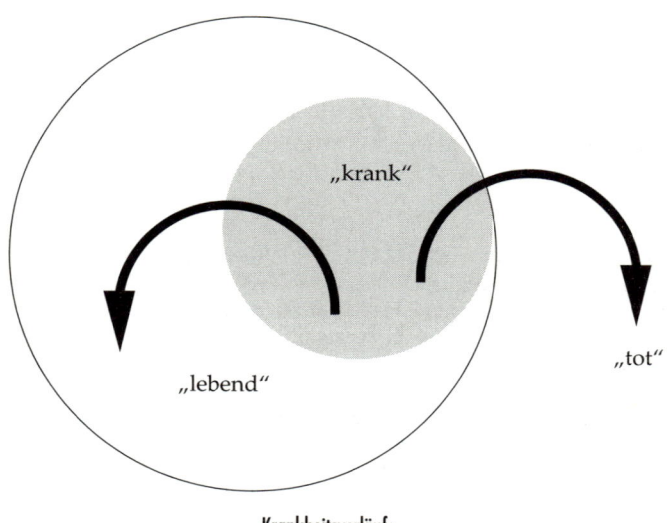

Krankheitsverläufe

Abb. 34

Wer krank ist, lebt, und wer tot ist, ist nicht mehr krank.

Der Tod sorgt dafür, daß die Rate der Kranken sich in Grenzen hält, und je effektiver das Gesundheitssystem das Sterben verhindert und herauszögert, um so mehr Kranke gibt es in einer Gesellschaft. „Die moderne Medizin bedroht uns nicht durch ihre Fehler, sondern durch ihre Erfolge." (Krämer 1989, S. 7).

Insofern hat das Gesundheitssystem eine doppelte gesamtgesellschaftliche Wirkung: Es wirkt nicht nur Abweichung reduzierend, sondern auch Abweichung verstärkend. Hier liegt der zentrale Konflikt des Gesundheitssystems, zwischen Gesundheitssutopien und Phantasien des ewigen Lebens.

Daß die Steigerung der Effektivität vor allem die (allerdings ja nur vorübergehende) Verhinderung von Sterben betrifft, liegt möglicherweise daran, daß es hier viel klarere Merkmale der Unterscheidung gibt, die bis vor kurzer Zeit nicht – wie Krankheit – sozial, sondern biologisch definiert waren. Wenn der Organismus die Aktivitäten einstellt, die ihn in seiner Struktur und Organisation erhalten, d. h. die Autopoiese, dann ist er biologisch gesehen tot. Er beginnt zu verwesen, seine Struktur, die Innen-außen-Unterscheidung löst sich auf.

Der Erhalt des Lebens ist ein relativ hartes Datum, das sich wissenschaftlich gut verifizieren oder falsifizieren läßt. Bei der Herstellung oder Erhaltung von Gesundheit steht es anders, hier sind die Kriterien weich, die Merkmale des Erfolges uneindeutig.

Inzwischen sind allerdings im Rahmen einer sich ausweitenden Transplantationsmedizin diese Kriterien ins Wanken geraten, und man kann nicht nur, sondern man muß für „tot" erklärt werden, auch wenn der Organismus noch lebt, sollen Organtransplantationen ermöglicht werden.

Beide Ziele, das Erstreben von Gesundheit und das Verhindern des Sterbens, folgen einer Logik, welche die Kostenexplosion im Gesundheitswesens geradezu unvermeidlich werden lassen.

Da für „Gesundheit" kein objektivierbares Merkmal der Unterscheidung zu finden ist, gibt es keine „Zielmarke" für die Beendigung der Therapie. Geht man obendrein noch von einem Gesundheitsideal aus, daß sich an den Standards junger, schöner, idealgewichtiger, potenter und intelligenter Menschen orientiert, so sind die meisten Menschen krank. Dagegen spricht die gemeine Lebenserfahrung: „Wer über 40 ist und keine Schmerzen hat, wenn er morgens aufwacht, ist tot!" Doch wer Gesundheit erstrebt, hat reichlich Grund, weiter zu therapieren oder sich weiter therapieren zu lassen.

Das Lebenretten wirkt aus dem entgegengesetzten Grund kostensteigernd. Solange wir leben, hoffen wir, und solange unsere Patienten noch leben, haben wir als Ärzte nicht versagt. Die Unterschiede der (Über-)Lebensqualität sind schwimmend, kein Maßstab, an dem sich ärztliche Kunst objektivieren ließe. Der Unterschied zwischen Leben und Tod liefert hier harte Maßstäbe.

Die Frage, welche Krankheiten und Kranke behandelt werden sollten, dürfte zu den politisch und ethisch brisantesten unserer nächsten Zukunft gehören. Wer kann und will sich auch die Autorität anmaßen, darüber zu entscheiden, wem das Herz transplantiert werden soll (auf Kosten der Gemeinschaft der Versicherten), wer am Leben gehalten werden soll und wer nicht? Und wer will solche Entscheidungen gar aus Kostengründen treffen? Hoffen wir, daß es stets die Patienten selbst sind (oder realistischer gesprochen: es werden)! Die Ärzte sollten es nicht sein.

Literatur

Anderson, H., H. A. Goolishian a. L. Winderman (1986): Problem determinded systems: Transformation in family Therapy. *J. Syst. Strat. Ther.* 5: 1–14.

Bateson, G. (1969): Metalog: Was ist ein Instinkt? In: G. Bateson (1981): Ökologie des Geistes. Frankfurt a. M. (Suhrkamp) S. 73–95.

Baecker, D. (Hrsg.) (1993): Kalkül der Form. Frankfurt/Main (Suhrkamp).

Boszormenyi-Nagy, I. u. G. Spark (1973): Unsichtbare Bindungen. Die Dynamik familiärer Systeme. Stuttgart (Klett-Cotta), 1981.

Brockhaus Enzyklopädie (1969): Bd. 7. Wiesbaden (Brockhaus).

Bühlmann, A. A. u. E. R. Frösch (1989): Pathophysiologie. Heidelberg/Berlin/New York (Springer), 5. Aufl.

Campbell, J. (1949): Der Heros in tausend Gestalten. Frankfurt/Main (Suhrkamp) 1978.

Clarke, J. W. (1990): On being mad or merely angry. John W. Hinckley Jr. and Other Dangerous People. Princeton (Princeton University Press).

Cronen, V. E., W. B. Pearce a. L. M. Harris (1979): The logic of the coordinated management of meaning: A theory of communication. In: F. E. Dance (ed.): Comparative communication theory: An Introduction. New York (Harper & Row).

de Shazer, S. (1988): Der Dreh. Überraschende Wendungen und Lösungen in der Kurzzeittherapie. Heidelberg (Carl-Auer-Systeme). 6. Aufl. 1999.

Eckart, W. (1990): Geschichte der Medizin. Berlin/Heidelberg/New York (Springer).

Elster, J. (1979): Aktive und passive Negation. In: P. Watzlawick (Hrsg.) (1981): Die erfundene Wirklichkeit. München (Piper), S. 166.

Fleck, L. (1935): Die Entstehung und Entwicklung einer wissenschaftlichen Tatsache. Frankfurt a.M. (Suhrkamp) 1980.

Foerster, H. von (1974): Cybernetics of cybernetics. Urbana, IL (Biological Computer Laboratory).

Foerster, H. von (1977): Gegenstände: greifbare Symbole für (Eigen-)Verhalten. In: ders. (1985): Sicht und Einsicht. Braunschweig (Vieweg), S. 207–216.

Foerster, H. von (1988): Abbau und Aufbau. In: F. B. Simon (1988): Lebende Systeme. Wirklichkeitskonstruktionen in der systemischen Therapie. Berlin/Heidelberg/New York (Springer), s. 19–33.

Foucault, M. (1954): Psychologie und Geisteskrankheit. Frankfurt/Main (Suhrkamp), 1968.

Foucault, M. (1972): Die Geburt der Klinik. Frankfurt/Berlin (Ullstein), 1976.

Freud, S. (1900): Die Traumdeutung. GW 2/3. Frankfurt/Main. (S. Fischer).

195

Geertz, C. (1983): Dichte Beschreibung. Beiträge zum Verstehen kultureller Systeme. Frankfurt a.M. (Suhrkamp).

Glanville, R. (1988): Objekte. Berlin (Merve).

Glasersfeld, E. von (1981): Einführung in den radikalen Konstruktivismus. In: P. Watzlawick (Hrsg.) (1981): Die erfundene Wirklichkeit. München (Piper), S. 16–38.

Goffman, E. (1967): Interaktionsrituale. Frankfurt/Main (Suhrkamp).

Griesinger, W. (1845): Die Pathologie und Therapie der psychischen Krankheiten. Stuttgart (Krabbe).

Hamperl, H. (1968): Lehrbuch der allgemeinen Pathologie und pathologischen Anatomie. Berlin/Heidelberg/New York (Springer), 28. Auflage.

Heider, F. (1926): Ding und Medium. Symposium 1, S. 109–157.

Henry, J. P. a. P. M. Stephens (1977): Stress, health, and the social environment. Berlin, Heidelberg/New York (Springer).

Hempel, C. G. (1942): The function of general laws in history. In: ders. (1965): Aspect of scientific explanation and other essays in the philosophy of science. New York (The Free Press).

Jamison, K. R. (1993): Touched with fire. Manic-depressive illness and the Artistic Temperament. New York (The Free Press).

Jaspers, K. (1913): Allgemeine Psychopathologie. Berlin/Heidelberg/New York (Springer), 9. Auflage 1973.

Kluge, F. (1883): Etymologisches Wörterbuch der deutschen Sprache. Berlin (de Gruyter), 21. unveränderte Auflage 1975.

Krämer, W. (1989): Die Krankheit des Gesundheitswesens. Die Fortschrittsfalle der modernen Medizin. Frankfurt/Main (S. Fischer).

Lévi-Strauss, C. (1949): Der Zauberer und seine Magie. In: ders. (1958): Strukturale Anthropologie. Frankfurt/Main (Suhrkamp) 1967.

Luhmann, N. (1984): Soziale Systeme. FFrankfurt/Main (Suhrkamp).

Luhmann, N. (1990): Die Wissenschaft der Gesellschaft. Frankfurt/Main (Suhrkamp).

Luhmann, N. (1993): Die Paradoxie der Form. In: D. Baecker (Hrsg.) (1993): Kalkül der Form. Frankfurt/Main (Suhrkamp), S. 197–212.

Maturana, H. (1978): Biologie der Sprache: die Epistemologie der Realität. In: H. Maturana (1982): Erkennen: Die Organisation und Verkörperung von Wirklichkeit. Braunschweig (Vieweg), S. 236–271.

Maturana, H. (1992): Explanations and reality. [Audiocassette]. Heidelberg (Carl-Auer-Systeme).

Maturana, H. u. F. Varela (1975): Autopoietische Systeme: eine Bestimmung des Lebendigen. In: H. Maturana (1982): Erkennen: Die Organisation und Verkörperung von Wirklichkeit. Braunschweig (Vieweg), S. 170–235.

Maturana, H. u. F. Varela (1984): Der Baum der Erkenntnis. Bern (Scherz), 1987.

McCulloch, W. S. u. W. H. Pitts (1943): A logical calculus of the ideas immanent in nervous activity. In: W. S. McCulloch (1965): Embodiments of mind. Cambridge, MA (MIT Press), 1988, pp. 19–39.

Morin, E. (1977): La méthode. Vol. 1: La nature de la nature. Paris (Seuil).

Pálos, S. (1963): Chinesische Heilkunst. München (Delpsche Verlagsbuchhandlung), 2. Auflage 1975.

Popper, K. (1963): Conjectures and refutations. London (Routledge & Kegan Paul).

Retzer, A. (1994): Familie und Psychose. Stuttgart (Gustav Fischer).

Searle, J. R. (1992): Die Wiederentdeckung des Geistes. München (Artemis & Winkler) 1993.

Selvini Palazzoli, M., L. Boscolo, G. Cecchin u. G. Prata (1980): Hypothetisieren – Zirkularität – Neutralität. In: M. Selvini (Hrsg.) (1992): Mara Selvinis Revolutionen. Die Entstehung des Mailänder Modells. Heidelberg (Carl-Auer-Systeme), S. 274–289.

Selye, H. (1982): History and present status of the stress concept. In. L. u. S. Goldberger a. S. Breznitz (ed.)(1982): Handbook of Stress. London/New York (Macmillan), pp. 7–17.

Simon, F. B. (1990): Meine Psychose, mein Fahrrad und ich. Heidelberg (Carl-Auer-Systeme) 8. Auflage 2000.

Simon, F. B. (1993): Unterschiede, die Unterschiede machen. 2 überarb. Aufl. Frankfurt/Main (Suhrkamp) [Erstauflage 1988, Heidelberg/Berlin/New York (Springer)].

Simon, F. B. (1994): Die Form der Psyche. Psychoanalyse und neuere Systemtheorie. *Psyche* 48: 50–79.

Simon, F. B., G. Weber, H. Stierlin, A. Retzer, G. Schmidt (1989): „Schizoaffektive" Muster: Eine systemische Beschreibung. *Familiendynamik* 14: 190–213.

Spencer-Brown, G. (1969): Laws of form. New York (Dutton) 1979.

Strogatz, S. H. u. I. Stewart (1994): Gekoppelte Oszillatoren und biologische Synchronisation. *Spektrum der Wissenschaft* 2/1994.

Varela, F. (1979): Principles of biological autonomy. New York (North Holland).

Varela, F. (1981): Autonomy and autopoiesis. In: G. Roth a. H. Schwegler (ed.): Self-organizing systems. An inner-disciplinary approach. Frankfurt/Main (Campus).

Watzlawick, P., J. H. Beavin u. D. D. Jackson (1967): Menschliche Kommunikation. Bern (Huber) 1969.

Weakland, J. (1977): Familiensomatik – Eine vernachlässigte Chance. In: P. Watzlawick u. J. Weakland (Hrsg.): Interaktion. Bern (Huber), 1980, S. 487–504.

Willi, J. (1975): Die Zweierbeziehung. Reinbek (Rowohlt).

Wittgenstein, L. (1952): Philosophische Untersuchungen. Frankfurt/Main (Suhrkamp) 1971.

Wright, G. H. von (1963): Norm und Handlung. Eine logische Untersuchung. Königstein (Scriptor) 1979.

Wright, G. H. von (1971): Erklären und Verstehen. Königstein (Athenäum),1979.

Sachregister

199

Über den Autor

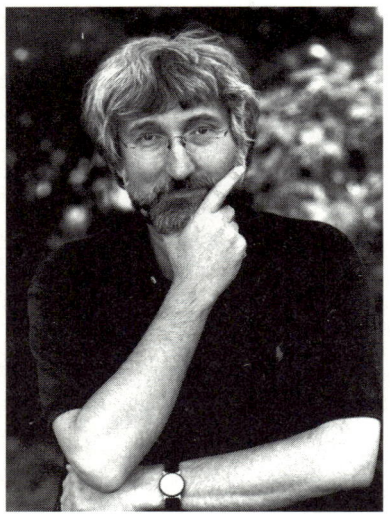

Fritz B. Simon, Dr. med., ist Psychiater, Psychoanalytiker, systemischer Therapeut und Organisationsberater. In Witten / Herdecke ist er Professor für Führung und Organisation an der Wirtschaftswissenschaftlichen Fakultät der Universität. Er ist einer der Gründer des Heidelberger Instituts für systemische Forschung und Autor wichtiger Grundlagenwerke zur Systemtheorie und systemischen Therapie, u. a. „Meine Psychose, mein Fahrrad und ich", „Die Kunst, nicht zu lernen", „Zirkuläres Fragen", „Unterschiede, die Unterschiede machen", „Tödliche Konflikte". Seit 1996 Mit-Herausgeber der Zeitschrift „Familiendynamik".

Fritz B. Simon
Tödliche Konflikte
Zur Selbstorganisation
öffentlicher und privater Kriege

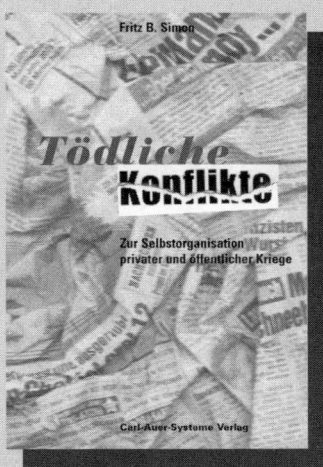

280 Seiten, Gb/SU, 2001
ISBN 3-89670-188-6

Krieg kann als ein Konflikt verstanden werden, bei dem die beteiligten Parteien ihr Überleben riskieren. Das gilt nicht nur für Konflikte zwischen Nationen, sondern auch für andere soziale Einheiten wie Firmen, Organisationen, Stämme, Banden usw., wie auch für Individuen. Beispiele sind das Duell oder die manchmal in Mord und Totschlag endenden Konflikte zwischen Ehepartnern.

In diesem Buch werden die Entstehungsbedingungen von Kriegen aus systemtheoretischer Perspektive analysiert. Der Autor bezieht dabei sowohl biologische und psychoanalytische Modelle als auch soziologische Erkenntnisse ein.

Kriege sind nach seiner Auffassung deshalb als Fortsetzung des Sports mit anderen Mitteln zu verstehen und, nicht zu vernachlässigen, als ultimative Form des Entertainments – zumindest für die nicht direkt beteiligten Beobachter.

Carl-Auer-Systeme Verlag

Tödliche Konflikte
Zur Selbstorganisation
öffentlicher und privater Kriege

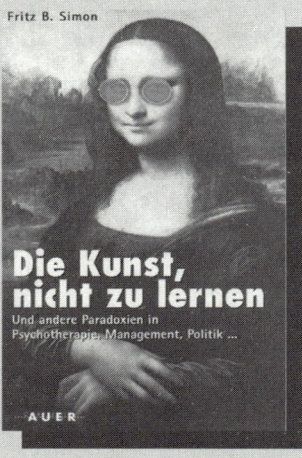

Fritz B. Simon

Meine Psychose, mein Fahrrad und ich

Zur Selbstorganisation der Verrücktheit

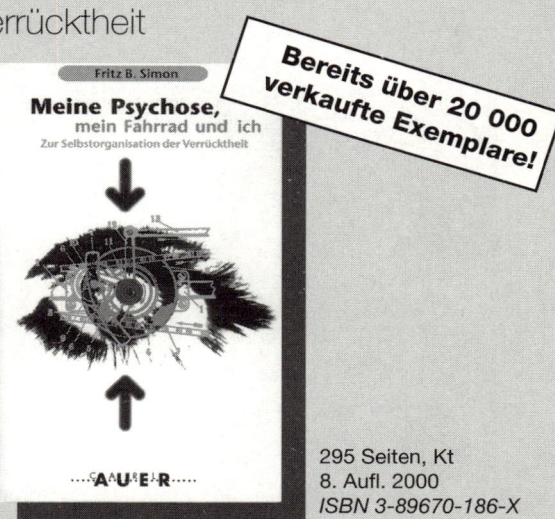

Bereits über 20 000 verkaufte Exemplare!

295 Seiten, Kt
8. Aufl. 2000
ISBN 3-89670-186-X

Der grundlegende Einführungs- und Lehrtext in die neuere Systemtheorie und den Radikalen Konstruktivismus.

„Dieses Buch, das über die Merkmale eines Bestsellers hinaus auch die eines künftigen Klassikers hat, ist von einem Mann geschrieben, der eben nicht den in unserem Fache traditionellen Fehler begeht, die Speisekarte statt der auf ihr aufgeführten Speisen zu essen, sich über den schlechten Geschmack zu beschweren und Verdacht zu schöpfen, daß man ihn vergiften will."

(Paul Watzlawick)

Carl-Auer-Systeme Verlag

Meine Psychose, mein Fahrrad und ich
Zur Selbstorganisation der Verrücktheit

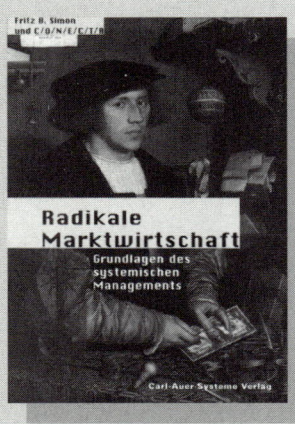

Fritz B. Simon/Christel Rech-Simon

Zirkuläres Fragen

Systemische Therapie in Fallbeispielen:
Ein Lernbuch

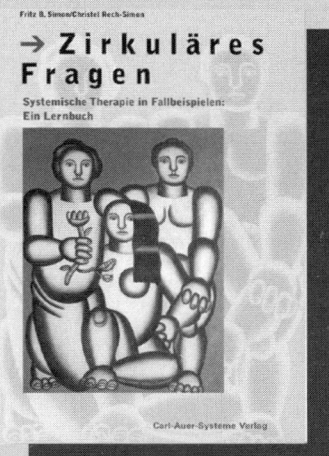

296 Seiten, Festband
3. Aufl. 2000
ISBN 3-89670-107-X

In diesem Buch werden die wichtigsten therapeutischen Fragetechniken am Beispiel konkreter Fälle und Interviews illustriert und erklärt. Es beginnt bei der Klärung des Kontextes der Therapie, geht über ihre Zielbestimmung hin zu den Mechanismen der Problementstehung und denen einer möglichen Lösung. Den Schluß bilden die sogenannten Abschlußinterventionen, die aus Kommentaren oder der Verschreibung von Aufgaben wie beispielsweise Ritualen bestehen können.

Carl-Auer-Systeme Verlag • Weberstr. 2 • D-69120 Heidelberg
Tel.: (0 62 21) 64 38 0 • Fax: (0 62 21) 64 38 22
E-Mail: info@carl-auer.de • Internet: www.carl-auer.de